# SALUD Y ALIMENTACIÓN

## Segismundo Uriarte Domínguez

1

## Introducción

Aunque el conocimiento sobre la relación dieta-salud ha estado, a lo largo de la historia de la humanidad, muy vinculada al saber médico e incluso al saber popular, las conexiones concretas han sido claramente especulativas hasta el siglo XIX. Cuando Lavoisier estableció que el organismo obtenía la energía para vivir a través de la oxidación de los alimentos y Magendie demostró que las proteínas eran esenciales para la vida, la ciencia empezó a ser fundamental en la nutrición.

Durante el siglo XIX e incluso la mitad del siglo XX, la observación médica y la experimentación animal y bioquímica han ido demostrando la relación causa efecto entre alimentación y salud, sobre todo en lo que respecta a las carencias, es decir, las enfermedades por desnutrición calórica, desnutrición proteica, desnutrición mixta y enfermedades carenciales, es decir, causados por deficiencia de ingesta de alguno de los nutrientes esenciales, vitaminas o minerales.

Pero, por encima de los problemas carenciales, se ha ido tomando conciencia de la importancia de la alimentación en la prevención de algunas enfermedades. La complementariedad de diversas disciplinas: estudios experimentales en animales, estudios clínicos, bioquímicos, biológicos y epidemiológicos, junto con el análisis de las condiciones culturales, sociales, económicas, agrícolas y tecnológicas de las poblaciones, están permitiendo conocer interesantísimas relaciones entre composición de la dieta, presencia y cantidad de algunos nutrientes (macro o micronutrientes) y de otros elementos contenidos en los alimentos no considerados hasta ahora esenciales, sobre la aparición de enfermedades o la aceleración de fenómenos propios del discurrir de la vida humana, como el envejecimiento.

En este libro se va a analizar la incidencia que la alimentación tiene sobre nuestra salud, pero conviene que tengamos claro el concepto de salud, porque son muchas las personas que consideran a la misma sólo como algo contrario a estar enfermo. Por ello, el primer capítulo está dedicado a analizar dicho concepto.

# ÍNDICE

# CAPÍTULO I

## EL CONCEPTO DE SALUD

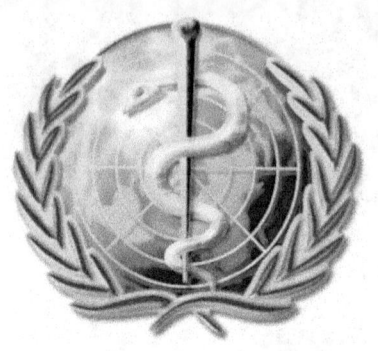

Diariamente nos movemos en un mundo en el que una multitud de enfermedades acechan a la Salud Pública. Muchas de las causas que pueden producir esas enfermedades son desconocidas por la población.

La Salud, en sus más variados aspectos, es una referencia constante en los distintos medios de comunicación. El origen y tratamiento de las enfermedades, la contaminación del ambiente por la actividad industrial, el control higiénico de los mercados, el precio de los medicamentos y la problemática de la asistencia sanitaria son temas que frecuentemente se analizan planteándose ante la opinión pública a veces con un criterio polémico

El derecho a la Salud está unánimemente admitido en nuestros días por todas las sociedades. Es lógico, por tanto, que se exija a los organismos rectores de la sociedad la instrumentación de unas normas eficaces para la protección y el mantenimiento de la salud de las personas.

Es conocida desde antiguo la influencia de los factores físicos del ambiente, tales como la temperatura, la luz, la humedad, los gases atmosféricos, la carga iónica, la presión atmosférica y los vientos , se unen para configurar uno de los conjuntos biofísicos que con mayor importancia incide sobre la salud y el modo de vida: el clima

A los factores climáticos hay que añadir los elementos contaminantes del medio derivado de la actividad vital y social humana, que son cada vez más importantes. La gran urbe puede alterar el ambiente y afectar a la salud, contaminando el aire, el agua, los alimentos, el suelo...además de influir sobre el estado psicológico de las personas (tensión emocional, vida competitiva, ruidos, vibraciones...)

## El medio social

También inciden sobre la salud el nivel de vida, la cultura, la educación cívica, las costumbres, los recursos materiales y personales de que disponen las sociedades para el ejercicio de las actividades más importantes, así como los hábitos alimentarios, la calidad de la vivienda, el saneamiento del medio y la disponibilidad de energía. El nivel de salud, en cierta medida, puede considerarse como expresión del nivel de vida.

## El medio laboral

El trabajo constituye uno de los aspectos más importantes de la actividad cotidiana del ser humano, siendo, sin duda, el centro y eje de todas las relaciones sociales. En general, el trabajo no se realiza en solitario, sino en grupo, condicionando una actividad social de la máxima importancia en la vida de la colectividad y en la que confluyen diversos aspectos políticos, económicos y técnicos.

Hay que entender por medio laboral no solamente el lugar donde se trabaja sino también el ambiente social coincidente con el trabajo, el medio ambiente físico del centro o local de trabajo, las condiciones de vida que se imponen al trabajador y las relaciones entre el trabajo y el núcleo familiar del interesado. El trabajo, en unión de factores de tanta trascendencia como la estabilidad económica, puede, en algunas ocasiones, ser perjudicial para la salud.

El nivel de salud de una población resulta de la interdependencia de una amplia gama de factores, a veces muy diferentes entre sí, pero que en su conjunto pueden condicionar el estado sanitario de una colectividad en sentido positivo o negativo. Algunos de estos factores son principalmente externos, pero otros están relacionados con las propias características de las poblaciones, que presentan peculiaridades que pueden influir sobre la salud o, al menos, sobre el perfil sanitario predominante.

Las peculiaridades demográficas, por ejemplo, de una zona influyen poderosamente en su tratamiento sanitario. Es necesario arbitrar las medidas necesarias para que los grupos de población pequeños y aislados tengan fácil acceso a centros sanitarios.

Actualmente se está produciendo el hecho alarmante de que enfermedades de tipo cardiovascular están apareciendo en personas cada vez más jóvenes. Esta es una de las circunstancias que pone de manifiesto cómo la falta de información acerca de elementos básicos de alimentación hace cometer errores dietéticos que ponen seriamente en peligro la salud de la población.

Toda persona sabe qué es una enfermedad, bien sea por su propia experiencia o por experiencia ajena. Se habla más de enfermedad que de salud porque la enfermedad es más fácilmente advertida por la esfera consciente de la inteligencia. El concepto de Salud sin embargo, nació como una abstracción intelectual y puede pasar inadvertido para la conciencia.

El concepto de Salud, por tanto, no es fácil de definir. Durante mucho tiempo se vino considerando el concepto de Salud como la ausencia de enfermedad o invalidez. De hecho, si se pregunta a cualquier persona de la calle ¿qué es la Salud?, la mayoría contestará algo parecido a "encontrarse bien", "no estar malo"...

El asociar a la Salud con la ausencia de enfermedad o invalidez no resulta del todo válido ya que exige trazar una línea divisoria entre lo que se considera saludable y lo que se etiqueta como enfermo, y esto no siempre es posible.

A la Salud se la ha definido de distintas maneras. Así, podemos destacar las siguientes:

- ✓ "Es la ausencia de cualquier tipo de enfermedad o dolencia en el individuo"

- ✓ "El estado de completo bienestar físico, mental y social y no solamente la ausencia de afecciones o enfermedades".

- ✓ "Es un recurso para la vida diaria, no el objeto de la vida. Es desarrollar nuestras capacidades personales y responder a los retos del medio ambiente"

- ✓ "Es aquella manera de vivir que es autónoma, solidaria y gozosa"

- ✓ "Es el equilibrio de todas las posibilidades físicas, psicológicas y sociales del individuo"

- ✓ "Es un modo de vida, un comportamiento positivo, consciente. Es conseguir la mayor calidad de vida posible"

- ✓ "Es una cualidad dinámica que está presente en la vida del hombre por el hecho de que éste desea crecer y progresar"

De todas ellas, la que nos parece más adecuada manejar a la hora de plantearnos un concepto más dinámico de la salud es la que la define como **"El equilibrio de todas las posibilidades físicas, psicológicas y sociales del individuo"**

**¿Qué supone este concepto de salud?**
- ✓ Pasar de una concepción individualista de la salud a una concepción colectiva.
- ✓ Hacer tomar conciencia a cada persona de la importancia que tiene velar no sólo por su salud o la de su familia sino también por el medio ambiente.

- ✓ Adoptar una actitud preventiva más que asistencial que lleve a cada individuo a  promover y potenciar su salud, a reclamar programas de formación y no sólo programas de asistencia sanitaria.
- ✓ Actuar comunitariamente ya que se caería en la cuenta de que cada individuo es un agente de salud y que todos tenemos la obligación de contribuir a potenciarla.
- ✓ Hacer tomar conciencia de que la salud  no es cosa exclusiva de los sanitarios sino de todos y cada uno de los miembros de la sociedad.

Las definiciones pueden ser catalogadas de utópicas, cuestión ésta que no puede negarse. Sin embargo, cuando la utopía no es una simple evasión, tiene la función de motivar y orientar los cambios en las formas de vidas personales y sociales para hacerlas  cada vez más saludables.

También se puede objetar que la idea de una persona disfrutando plenamente de un bienestar físico, psíquico y social puede ser irreal si no se tiene en cuenta que estas dimensiones del bienestar humano no son estáticas, sino que se hallan en permanente evolución.

Existe una interesante matización sobre el concepto de salud y el  de enfermedad. Una persona afectada de una determinada dolencia sufre un padecimiento  y unas limitaciones en consonancia con dicha dolencia.

Sin embargo, y especialmente en el caso de algunas dolencias  de carácter crónico, las personas afectadas pueden hallar un equilibrio entre las limitaciones a que se ven sometidas y las posibilidades de desarrollar unas actividades que incluso, en muchos casos, pueden acercarse a la normalidad.

Podemos hablar así de personas enfermas desde el punto de vista biológico, y a la vez sanas desde el punto de vista de su adaptación social.

La salud y la enfermedad no deben considerarse pues en términos absolutos sino relativos. Tampoco son fenómenos estáticos sino dinámicos, tanto desde el punto de vista individual como social, ya que se hallan en permanente evolución.

Los diferentes estudios que en todas las ciencias se han llevado a cabo acerca de las relaciones entre el individuo y su medio, han dado lugar a nuevos enfoques explicativos de la regulación del bienestar físico y psíquico de las personas.

La noción actual de salud integra los niveles individual, social y medioambiental. Hoy en día se tienen muy en cuenta los factores de riesgo en relación con las condiciones socio ambientales: la higiene, la manipulación de los alimentos, la calidad de los mismos, el tipo de vivienda..., así como otros factores característicos de nuestra sociedad actual: el desempleo, el estrés, la pobreza, la contaminación, el ruido, etc.

El medio socio ambiental y los cambios que en él se experimentan, ya sean éstos bruscos o paulatinos, son interiorizados por las personas de tal manera que pueden llegar a configurar algunos aspectos importantes de su estilo de vida, su carácter, sus preferencias, etc. Sin embargo, el medio socio ambiental no es un factor determinante del desarrollo de las personas. Desde una perspectiva evolutiva e interaccionista se considera que toda persona dispone de sus propios mecanismos cognitivos y sociales con los que actúa sobre el medio.

De todo lo expuesto hay varios aspectos a considerar:
- ✓ El estado de salud no puede ser absoluto, porque es inseparable del ambiente ecológico y social de la comunidad, el cual es esencialmente variable, principalmente por la actividad del ser humano el cual es también esencialmente variable.

- ✓ No existe, por la misma razón, un límite neto entre la salud y la enfermedad, sino grados y expresiones diversas mezcladas.

✓ En el concepto de salud hay, al menos, tres componentes a considerar: un componente subjetivo (bienestar); otro objetivo (capacidad para la función); un tercero de tipo psico-ecológico-social (adaptación biológica, mental y social del individuo).

✓ Es pues importante que la población piense más en la Salud y no sólo en la enfermedad.

## La moderna concepción de la salud ante la realidad social

Las ciencias biológicas, las ciencias sociales y la epidemiología demuestran que el ser humano, a diferencia de los demás animales, vive y muere en una "realidad" muy compleja, desarrollada por él mismo a lo largo de su historia. Existimos, como seres vivos, en una "realidad biológica y ecológica" según la cual la noción de salud corresponde a un estado de equilibrio ecológico individual.

Existimos, también, en una "realidad social humana" inseparable de la realidad biológica y ecológica, que nos hace vivir en una densa red de relaciones sociales y que nos induce a admitir que todos los seres humanos tienen derecho a vivir sanos, pero al mismo tiempo, admitimos (aunque no todos) que en nuestras sociedades se producen diferencias sociales, económicas, políticas, culturales, etc. que condicionan desigualdades frente a la salud, a la enfermedad y la muerte.

Existimos, finalmente, como consecuencia de las dos realidades anteriores, en una tercera "realidad epidemiológica" constituida por los "determinantes" y "riesgos" de enfermar y morir, que existen, natural o artificialmente, en el ambiente en que vivimos, siempre en cambio por la actividad humana.

En la práctica, las posibilidades de "vivir en salud" se van reduciendo para el ser humano, en la medida que el ambiente de vida se hace más complejo, más dinámico y más recargado de elementos extraños a nuestra biología y ecología.

Cuando se dice que la salud y enfermedad es un "proceso social" significa que el proceso de la salud o el de la enfermedad son originados en las estructuras de la formación social, y que las determinantes sociales se distribuyen por clases sociales y por categorías profesionales.

De acuerdo con esto, no podemos esperar que la salud, la enfermedad o la muerte se produzcan en nosotros como hechos "naturales" o solamente "biológicos", sino que estos fenómenos no    suceden casualmente, sino condicionados por una causalidad compleja de origen social.

Por otro lado, como la población no está en las mismas condiciones frente al ambiente social, ocurre que no podemos esperar la salud absoluta ni permanente; al contrario, los niveles de salud son diferentes para cada individuo, para cada comunidad, para cada sociedad humana. Y los son porque la salud está siempre relacionada con:

➢ Las estructuras socioeconómicas de la formación social (salario, tipo de trabajo, cultura, vivienda, alimentación, etc,)
➢ El sistema de producción y consumo.
➢ El nivel de vida y los modos de las clases y grupos sociales.
➢ Las desigualdades sociales existentes.
➢ El grado de instrucción de cada cual.
➢ El grado de participación social de las comunidades.

De aquí que, al analizar científicamente el proceso de la salud y enfermedad, es indispensable hacerlo en el contexto socioeconómico en que el fenómeno se produce, ya que éste no es sólo biológico.

En resumen, podemos afirmar que el mundo de la salud es muy complicado. En él intervienen diversos factores de carácter individual, colectivo y político que condicionan la salud y la enfermedad. Hasta tal punto es así, que puede decirse que todas las actividades repercuten, directa o indirectamente, sobre el estado de salud.

**La promoción de la salud**
La promoción o fomento de la salud se ha venido considerando desde hace mucho tiempo como una de las funciones y de los objetivos de los servicios sanitarios. El concepto de salud positiva y el conocimiento de la posibilidad de estimular los condicionantes de la persona y del ambiente que actúan a favor de un aumento del grado de salud de individuos y colectividades no es nuevo ni reciente.

Unas veces como higiene social y otras veces dentro de la entonces llamada "medicina constructiva" se han llevado a cabo desde hace más de un siglo acciones que se relacionan con el objetivo de promoción de la salud (PS).

## ¿De dónde surge el concepto?

> Campo de la salud pública y la medicina social (Frank, Chadwick, etc.). Necesidad de mejorar las condiciones de saneamiento ambiental relacionadas con la prevención de epidemias de cólera y tuberculosis; y lucha de los movimientos obreros por conseguir mejoras de sus condiciones de vida y trabajo (Alemania e Inglaterra, 1830-1870). Así encontramos este término en uno de los primeros folletos de Educación para la Salud (EpS) que se conocen (1835), titulado "Los medios de promover y preservar la salud" y pertenecientes a la serie "El compañero del trabajador".

> Sigerist (1946) al hablar de las funciones de la sanidad incluye las siguientes: promoción de la salud, prevención de la enfermedad, restablecimiento del enfermo y rehabilitación del paciente. Y casi todos los libros posteriores sobre salud pública incluyen la promoción de la salud entre las metas de los servicios sanitarios.

Entonces, ¿por qué para muchos la PS es un concepto relativamente reciente?, ¿por qué se crean ahora servicios de PS, ¿por qué los hasta hace poco llamados de EpS pasan a ser denominados de PS, en ocasiones sin modificar nada más que su nombre?

## Antecedentes

De todas las variaciones en relación con la salud pública habidas en este siglo, destacaremos las que más han contribuido al movimiento de Promoción de la Salud:

> Mejor conocimiento de los factores que intervienen en el proceso salud-enfermedad. Aunque la influencia de las deficientes condiciones sociales sobre la salud era bien conocida desde comienzos del siglo pasado, el descubrimiento de los gérmenes desvió la atención de los sanitarios hacia los campos de la microbiología y la inmunología durante más de

medio siglo, periodo en el que se produjo una considerable reducción de las enfermedades transmisibles.

Este descenso se debió fundamentalmente a la mejora de las condiciones sociales (mejores viviendas y alcantarillado, mejoras en la alimentación y en la higiene personal). Algunos autores como McKeown demostraron que este descenso fue anterior a las intervenciones médicas, las cuales no tuvieron tanto éxito como parecía. Se empezó a hablar de multicausalidad.

➢ Gran desarrollo de la tecnología médica, con la consiguiente elevación del gasto sanitario. Sobre todo durante la década de los sesenta y comienzos de la siguiente. Gran avance en las técnicas quirúrgicas y anestésicas y en los conocimientos de bioquímica, radiología, medicina nuclear y otras disciplinas y sus aplicaciones al tratamiento y al diagnóstico. Como consecuencia se crearon grandes hospitales, aumentando el gasto sanitario de forma insospechada pero no se redujo la enfermedad ni hubo un incremento notable en la satisfacción de los receptores de estos servicios.

Se empezó a hablar de reestructurar los servicios sanitarios con el fin de reducir los fondos destinados a la medicina curativa muy tecnificada y que resolvía los problemas de un porcentaje muy reducido de la población a favor de la prevención de la enfermedad y la promoción de la salud, cuya mayor rentabilidad era ampliamente conocida.

**Requisitos previos para la salud**
Hay una serie de condiciones previas para la salud. La primera es la paz. Las miles de muertes violentas en aquellas partes del mundo en que hay un conflicto armado lo confirman dramáticamente. Pero también son requisitos previos para la salud la vivienda, el acceso a la educación, los alimentos adecuados para mantener la vida, unos ingresos mínimos, un ecosistema estable, la justicia social y la equidad.

Toda mejora del nivel de salud debe anclarse con firmeza en estos elementos. Para los pueblos desprovistos de dichos requisitos, hablar de la salud como prioridad colectiva tiene poco sentido: otras cuestiones están por encima. También en los países desarrollados, para los sectores más desfavorecidos, la salud tiene una importancia relativa frente a otros aspectos de la vida: la gente no puede desarrollar su potencial de salud si no controla aquellos elementos que lo determinan.

**Bases conceptuales**
La OMS refleja en sus documentos la evolución de los conceptos de promoción de la salud en los últimos años.

Así, en 1978 la Conferencia Internacional celebrada en Alma Ata (antigua URSS) bajo los auspicios de la OMS y la UNICEF formuló una declaración sobre la Atención Primaria de Salud. Según esta declaración, la AP "presta los servicios de promoción, prevención, tratamiento y rehabilitación necesarios. (....) Comprende, como mínimo, las siguientes actividades:

- La educación sobre los principales problemas de salud y los métodos de prevención y de lucha correspondientes.
- La promoción del suministro de alimentos y de una alimentación apropiada.
- Un abastecimiento adecuado de agua potable y saneamiento básico.
- La asistencia materno infantil, con inclusión de la planificación de la familia.
- La inmunización, etc.

Desde esta perspectiva, en algunos países desarrollados la declaración de Alma Ata permitió un impulso muy positivo a la reforma de los servicios de asistencia de primer nivel.

En 1981 la Asamblea Mundial de la Salud adoptó un objetivo global de "Salud para todos en el año 2000". Las seis ideas básicas subyacentes en la propuesta son:

- ✓ Equidad para reducir las desigualdades entre las naciones y dentro de las mismas naciones.
- ✓ Promoción de la salud y prevención de la enfermedad para permitir a la población el uso máximo de su capacidad física, mental y emocional. Cooperación intersectorial, fomentando políticas saludables y reduciendo riesgos en el entorno físico, económico y social.
- ✓ Atención primaria de salud como foco del sistema de asistencia sanitaria.
- ✓ Cooperación internacional frente a los problemas que superan las fronteras estatales, como la contaminación o el comercio de productos peligrosos.
- ✓ Participación comunitaria para alcanzar objetivos comunes que requieren una comunidad informada, motivada y activa.

Esta nueva orientación de la salud pública va más allá de sus elementos biológicos y reconoce la importancia de los aspectos sociales de los problemas de salud ligados a los estilos de vida.

En la Conferencia Internacional sobre Promoción de la Salud (Ottawa, 1986), se consolidaron importantes avances conceptuales, recogidos en la Carta de Ottawa para la Promoción de la Salud. En ella se recogen tres acciones específicas y cinco ámbitos de aplicación.

## Las acciones específicas
- ✓ Abogar por la salud
- ✓ Capacitar a las personas para alcanzar su potencial de salud
- ✓ Mediar entre intereses divergentes a favor de la salud

## Los ámbitos de aplicación
- ✓ La elaboración de políticas saludables que tengan en consideración la salud en todos los sectores y que se valga de diferentes métodos (educación, legislación, política de precios, etc.). Esta política es la base de las restantes medidas.

- ✓ La creación de entornos saludables, teniendo en cuenta la organización social del trabajo, la producción de energía y la urbanización de modo que ofrezcan condiciones saludables desde el punto de vista físico y psicosocial.
- ✓ El refuerzo de la acción comunitaria. La participación de la comunidad es indispensable para mejorar el nivel de salud de los individuos y afrontar sus problemas.
- ✓ El desarrollo de aptitudes individuales mediante información y educación en materia de salud. Estas aptitudes deberán adquirirse durante toda la vida a través de la familia, la escuela, el trabajo, los medios de comunicación y, en especial, los servicios de salud.
- ✓ La reorientación de los servicios sanitarios para que la promoción de la salud se vaya desarrollando progresivamente sin desatender sus obligaciones de prevención y asistencia. Esto implica cambios en la formación de los profesionales y en la organización de los servicios y requiere investigaciones sobre salud, pero sobre todo un cambio importante de actitud.

En la II Conferencia Internacional de Promoción de la Salud (Adelaida, Australia, 1988) se desarrolló lo acordado en Ottawa, con especial énfasis en los puntos específicamente relacionados con los aspectos políticos. El documento titulado "Recomendaciones de Adelaida" define la política que lleva a la salud como la que se preocupa explícitamente por conseguir la salud y la equidad a través de todos los campos (agricultura, comercio, educación, industria, trabajo, etc.)

Se reconoce la necesidad de hacer participar a muy distintas entidades sociales, gubernamentales o no, así como a la industria, las asociaciones, los sindicatos, el comercio y la iglesia en las actividades de los servicios sanitarios.

Como campos de acción política inmediata la conferencia fijó los siguientes:
- ✓ Implicar a las mujeres como primeras promotoras de salud, apoyando sus organizaciones, mejorando su información y educación y garantizando su autodeterminación en materia de

salud en lo relacionado con la natalidad, el cuidado de los niños y el hogar y la asistencia sanitaria.

✓ Desarrollar una política alimentaria que garantice alimentos sanos en la cantidad necesaria y que sean aceptables culturalmente.

✓ Adoptar medidas para reducir el consumo de tabaco y alcohol modificando cultivos y realizando los necesarios ajustes en aquellos países en que estos cultivos representen importantes ingresos.

✓ Trabajar los servicios sanitarios junto con los grupos ecologistas para conseguir un ambiente saludable, libre de los factores físicos, químicos y biológicos nocivos para la salud, y considerar la importancia de la conservación de los recursos no renovables y del desarrollo sostenible.

Posteriormente, en 1.991, la Conferencia de Sundswall (Suecia) sobre Promoción de la Salud desarrolló el objetivo de "Salud para todos en el año 2000" elaborado en Jomtien ese mismo año, en lo que ha sido la primera conferencia global sobre promoción de la salud. Reunió a personas, organismos e instituciones de 81 países. El mundo industrializado necesita pagar la deuda ambiental y humana que ha acumulado por la explotación del mundo en desarrollo.

Como resumen pueden aceptarse tres imperativos básicos:
✓ Reducir la actividad económica y tecnológica ajustándola al desarrollo sostenible.
✓ Crear ambientes de apoyo en sus dimensiones social, política y económica.
✓ Aumentar la equidad.

Los principios fundamentales de la vida sostenible son:
- Respetar y cuidar la biosfera, conservando su vitalidad y diversidad.
- Mejorar la calidad de la vida humana, mediante el saneamiento ambiental, la educación, la libertad, la seguridad y el respeto a los derechos humanos.
- Reducir al mínimo el consumo de los recursos no renovables y reciclar todo lo posible.

- Mantener el desarrollo dentro de la capacidad de la Tierra para suministrar materias primas y absorber residuos.
- Cambiar actitudes, conductas y valores hacia el desarrollo y el consumo, sobre todo en las personas y países más favorecidos.
- Responsabilizar a las comunidades para una acción más inmediata, de tipo intersectorial.
- Establecer una alianza global internacional.

La declaración fue remitida a la Conferencia de Naciones Unidas sobre Ambiente y Desarrollo, llamada Cumbre de la Tierra que tuvo lugar en 1992 en Río de Janeiro, con el fin de que la tuvieran en cuenta en sus debates. Las siguientes conferencias tuvieron lugar en Jakarta (1997) y México (2000).

En Jakarta se establecieron las prioridades para el siglo XXI:
- ➢ Promover la responsabilidad social.
- ➢ Aumentar la inversión en salud.
- ➢ Estimular asociaciones multisectoriales.
- ➢ Aumentar la capacidad de la comunidad.
- ➢ Garantizar la infraestructura necesaria.
- ➢ Llamar a la acción.

Como puede verse a través de las conferencias sobre promoción de la salud cuyos documentos finales hemos comentado y de otras muy directamente relacionadas con ellas, la salud es hoy un tema central de preocupación en el mundo, que afecta no sólo a los servicios sanitarios sino a la política global mundial y a la propia de cada país. Ahora bien, es preciso que estas hermosas declaraciones de principios se conviertan en decisiones políticas concretas en los más diversos sectores implicados y en una acción coordinada entre ellos en todos los niveles.

**El concepto de promoción de la salud**
La oficina Europea de Educación para la Salud de la OMS estableció un grupo de trabajo sobre "conceptos y principios de promoción de la salud" que, en 1984, tras diversos estudios y reuniones publica y difunde de forma muy amplia un documento titulado "promoción de la salud". En él se define la promoción de la salud como **"el proceso**

de capacitar a la gente para que aumente el control sobre su salud y la mejore"

**Otros conceptos**

Las acciones de **protección de la salud** están dirigidas al control sanitario del medio ambiente, en su sentido más amplio. De forma operativa se acostumbra a realizar una distinción entre las dirigidas a la vigilancia y control de la contaminación del agua, del aire y del suelo (control sanitario del medio ambiente o saneamiento ambiental) y las dirigidas a la vigilancia y control de la contaminación de los alimentos (control sanitario de los alimentos o higiene alimentaria).

Se trata de prevenir los riesgos para la salud humana derivados de la contaminación física, química o biológica del medio ambiente donde el hombre vive y trabaja, y de los alimentos que consume. Estas acciones se basan en conocimientos científicos aportados por ciencias como la veterinaria, farmacia, biología, bromatología o ingeniería sanitaria y son llevadas a cabo por profesionales sanitarios que no son médicos ni enfermeros.

Las acciones de **promoción de la salud y prevención de la enfermedad** tienen por objeto el fomento y defensa de la salud y la prevención de las enfermedades, mediante actuaciones que inciden sobre las personas. Se trata de incrementar los niveles de salud de los individuos y colectividades y de prevenir las enfermedades específicas cuya historia natural sea conocida y se disponga de instrumentos de prevención primaria o secundaria efectivos y eficientes (inmunizaciones, quimioprofilaxis y quimioprevención, educación sanitaria, cribados, etc.).

Algunos autores llevan a cabo una distinción clara entre las acciones de promoción de la salud y las de prevención de la enfermedad. Las primeras pretenderían fomentar la salud de los individuos y colectividades promoviendo que adopten estilos de vida saludables, lo que se podría conseguir mediante intervenciones de información y educación sanitaria desarrolladas en las escuelas, a través de los medios de comunicación de masas y en los centros de atención primaria.

Como es lógico, para que sean efectivas estas acciones deben recibir el soporte de los grupos organizados de la comunidad y ser apoyadas por las medidas políticas y legislativas que se estimen necesarias. Con la prevención de la enfermedad, en cambio, se trataría de reducir la incidencia de enfermedades específicas mediante intervenciones concretas y puntuales basadas en los conocimientos científicos aportados por las ciencias médicas (vacunaciones, quimioprofilaxis y quimio prevención, cribados), aplicadas por el sanitario en el marco de la atención primaria, aunque en algunos casos también se pueden llevar a cabo en otros ámbitos (escuelas, fábricas, etc.).

En nuestro medio, por lo general, no se hace distinción entre uno y otro concepto y se usan asociados, normalmente, bajo el epígrafe de "promoción de la salud", el cual incluye todas las acciones de fomento de la salud y prevención de la enfermedad que se ejecutan en las personas. Las acciones de "protección de la salud" (saneamiento ambiental e higiene de los alimentos) se ejecutan, siempre, sobre una base colectiva (potabilización del agua de bebida, evacuación higiénica de excretas, higienización de la leche, fluoración del agua de beber).

Las acciones de "promoción de la salud", en cambio, pueden ejecutarse tanto sobre una base colectiva (campañas de información y educación sanitaria de la población, campañas de vacunación, cribados masivos) como individual (consejo enfermero, vacunaciones personalizadas, quimioprofilaxis y quimio prevención, cribados en la modalidad de búsqueda activa de casos, en el ámbito clínico asistencial.

### Situación de la promoción de la salud
Cuando se habla de promoción de la salud y de actividades preventivas, no pueden olvidarse los cambios ocurridos en el patrón de mortalidad y morbilidad durante las últimas décadas en los países industrializados: del predominio de las enfermedades infecciosas se ha pasado a la prevalencia de las enfermedades crónicas y degenerativas, principalmente de las enfermedades cardiovasculares y tumorales.

Estos procesos, una vez establecidos, son poco susceptibles de solucionarse desde una perspectiva únicamente curativa o paliativa, ya que su etiología es compleja y está asociada a múltiples factores de riesgo.

Para conocer cuándo aplicar la promoción de la salud y las actividades preventivas, debemos conocer la historia natural de la enfermedad, que es un proceso dinámico que tiene tres fases: la primera se inicia con la exposición a los factores de riesgo y finaliza cuando aparecen lesiones anatomo-patológicas. En este punto de la enfermedad las actividades principales a realizar son las de **promoción de la salud**, con el fin de evitar que estas lesiones se instauren de un modo irreversible.

Una vez se han desarrollado las lesiones anatomo-patológicas, se inicia la segunda fase, durante la cual la enfermedad será, en un principio, asintomática, y después se expresará clínicamente a través de sus síntomas y signos. En esta fase, las posibilidades de prevención se basan en poder detectar la enfermedad precozmente, durante el período asintomático, con el objetivo de disminuir su duración o severidad, o prolongar la supervivencia.

La tercera y última fase viene definida por el desenlace de la enfermedad, puede ir desde la curación sin dejar secuelas hasta, en el peor de los casos, la muerte, pasando por diversos grados de incapacidad. En este caso la prevención está principalmente encaminada a evitar complicaciones y secuelas irreversibles y, en el caso de que estas ya se hayan instaurado, a detener su avance. Los puntos básicos son el tratamiento de la enfermedad y la rehabilitación de la incapacidad que se deriva de ella, con el fin de mejorar la calidad de vida.

### El problema de la participación comunitaria en la promoción de la salud

La participación de la comunidad es una de las bases fundamentales para que se desarrolle la atención primaria de salud y la promoción de la salud. No obstante, este término se presta a múltiples y variadas interpretaciones. El ciudadano medio, acostumbrado a recibir una asistencia basada en el tratamiento de la enfermedad, ¿puede acaso imaginar otro tipo de participación que no sea el contribuir con los gastos económicos que ocasiona dicho sistema, o seguir las indicaciones del tratamiento prescrito?.

Desde una perspectiva global, para la OMS, la participación comunitaria es necesaria porque el sector público, particularmente sus recursos materiales y humanos, no es capaz de proporcionar a la población una atención adecuada a la salud. El papel de la participación comunitaria consiste en proporcionar los recursos adicionales necesarios. No existe un modelo universal de participación comunitaria. Cada país debe desarrollar el suyo propio, adecuado a su contexto.

# CAPÍTULO II

## LOS ALIMENTOS

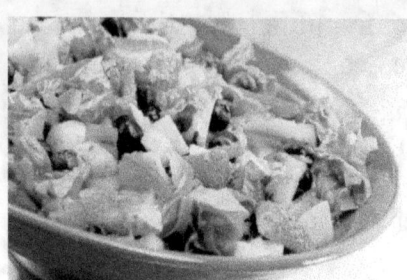 Seguro que muchas veces se ha preguntado: ¿Qué es realmente un alimento?

Los alimentos constituyen una parte esencial de nuestra vida diaria y gracias a una dieta equilibrada es que nos podemos mantener sanos y mejorar nuestra salud. Por ello es importante saber que es un alimento y como es su composición.

Tenga en cuenta lo siguiente: **Lo que comemos es alimento pero…no todo lo que comemos es alimento**

Se consideran como alimentos a aquellas sustancias que al ser ingeridas y absorbidas por el organismo, producen energía, promueven el crecimiento y reparación de los tejidos o regulan los procesos del cuerpo.

Teniendo en cuenta esta definición, la pimienta se utiliza como condimento, pero esta utilización por sí sola, no la califica para ser considerada como alimento. Por otro lado tenemos el té y el café. Estas bebidas tan comunes hoy en día en nuestra sociedad, son clasificadas por muchas personas como alimentos. Sin embargo, la infusión que se obtiene añadiendo agua hirviendo a las hojas del té posee un valor nutritivo apenas poco mayor que el de la propia agua.

El té y el café son ambos apreciados debido a su sabor y a su leve efecto estimulante dado por la presencia de la cafeína. Pero no son alimentos ya que no aportan nutrientes. El valor nutritivo de una taza de té o café deriva casi en su totalidad de la leche, el azúcar o el agua que contiene.

Por otra parte el chocolate, sí es un alimento ya que aporta nutrientes al organismo al ser ingerido ya que el chocolate contiene la semilla de cacao triturada y por lo tanto, los nutrientes del grano están presentes.

Es conveniente tener claro lo que es alimentación y lo que es nutrición porque muchas personas confunden estos términos. Se llama alimentación al acto de proporcionar al cuerpo alimentos e ingerirlos. Es un proceso consciente y voluntario, y por lo tanto está en nuestras manos modificarlo. La calidad de la alimentación depende principalmente de factores económicos y culturales.

Se entiende por nutrición el conjunto de procesos fisiológicos por los cuales el organismo recibe, transforma y utiliza las sustancias químicas contenidas en los alimentos. Es un proceso involuntario e inconsciente que depende de procesos corporales como la digestión, la absorción y el transporte de los nutrientes de los alimentos hasta los tejidos.

El estado de salud de una persona depende de la calidad de la nutrición de las células que constituyen sus tejidos. Puesto que es bastante difícil actuar voluntariamente en los procesos de nutrición, si queremos mejorar nuestro estado nutricional sólo podemos hacerlo mejorando nuestros hábitos alimenticios.

Para llevar a cabo todos los procesos que nos permiten estar vivos, el organismo humano necesita un suministro continuo de materiales que debemos ingerir: los nutrientes. El número de nutrientes que el ser humano puede utilizar es limitado. Sólo existen unas pocas sustancias, en comparación con la gran cantidad de compuestos existentes, que nos sirven como combustible o para incorporar a nuestras propias estructuras.

Sin embargo, estos nutrientes no se ingieren directamente, sino que forman parte de los alimentos. Las múltiples combinaciones en que la naturaleza ofrece los diferentes nutrientes nos dan una amplia variedad de alimentos que el ser humano puede consumir.

Se puede hacer una primera distinción entre los componentes de cualquier alimento en base a las cantidades en que están presentes: los llamados macronutrientes (macro = grande), que son los que ocupan la mayor proporción de los alimentos, y los llamados micronutrientes (micro = pequeño), que sólo están presentes en pequeñísimas proporciones.

Los macronutrientes son las famosas proteínas, glúcidos (o hidratos de carbono) y los lípidos (o grasas). También se podría incluir a la fibra y al agua, que están presentes en cantidades considerables en la mayoría de los alimentos, pero como no aportan calorías no suelen considerarse nutrientes.

Entre los micronutrientes se encuentran las vitaminas y los minerales. Son imprescindibles para el mantenimiento de la vida, a pesar de que las cantidades que necesitamos se miden en milésimas, o incluso millonésimas de gramo (elementos traza u oligoelementos).

Otra clasificación es la de los nutrientes en cuanto a la función que realizan en el metabolismo. Un primer grupo lo forman aquellos compuestos que se usan normalmente como combustible celular. Se les llama nutrientes energéticos y prácticamente coinciden con el grupo de los macronutrientes. De ellos se obtiene energía al oxidarlos (quemarlos) en el interior de las células con el oxígeno que transporta la sangre. La mayor parte de los nutrientes que ingerimos se utiliza con estos fines.

Un segundo grupo está formado por los nutrientes que utilizamos para construir y regenerar nuestro propio cuerpo. Son los llamados nutrientes plásticos y pertenecen, la mayor parte, al grupo de las proteínas, aunque también se utilizan pequeñas cantidades de otros tipos de nutrientes.

Un tercer grupo se compone de todos aquellos nutrientes cuya función es facilitar y controlar las funciones bioquímicas que tienen lugar en el interior de los seres vivos. Este grupo está constituido por las vitaminas y los minerales, de los que se dice que tienen funciones de regulación. Por su especial importancia, hay que incluir a las enzimas, que son las encargadas de facilitar y acelerar las reacciones químicas que tienen lugar en los tejidos vivos, ya que sin ellas no sería posible la asimilación de los nutrientes.

Por último, habría que considerar al agua, que actúa como disolvente de otras sustancias, participa en las reacciones químicas más vitales y, además, es el medio de eliminación de los productos de desecho del organismo.

## Alimentos funcionales

Hasta la mitad del siglo XX, la ciencia de la nutrición se centró en la mejora de la seguridad de los alimentos, en sus propiedades sensoriales y de conservación, y en su capacidad para prevenir o tratar enfermedades asociadas a deficiencias nutricionales. Sin embargo, el interés actual se ha desplazado hacia las enfermedades crónicas y la búsqueda de alimentos que, más allá de su función nutricional, tengan un beneficio adicional para nuestra salud: los denominados alimentos funcionales (AF).

El concepto de nutrición adecuada, entendida como suficiente, ha dejado de ser la meta en las sociedades desarrolladas y ha sido sustituida por el de nutrición positiva u óptima, cuyo objetivo es la prevención de enfermedades crónicas y la promoción de la salud, la calidad de vida y el bienestar integral del individuo.

El origen de la alimentación funcional se remonta a los años 80 en Japón, cuyo gobierno promovió su desarrollo con el fin de mejorar la salud en una población cada vez más longeva y reducir así el gasto sanitario. Esto condujo en 1991 a la puesta en marcha de la primera política mundial para la comercialización de AF, denominada «Alimentos para uso sanitario específico» (Foods for Specified Health Use, FOSHU), a la que seguirían iniciativas similares en otras naciones desarrolladas.

En Europa, la industria alimentaria ha promovido desde entonces la investigación para desarrollar AF. En respuesta a la expansión del mercado en este campo, la Unión Europea creó en el año 2000 una Comisión de Acción Concertada sobre Bromatología Funcional en

Europa (Functional Food Science in Europe, FUFOSE), coordinada por The International Life Science Institute (ILSI), que tenía por objeto establecer las pruebas y criterios científicos necesarios para respaldar el desarrollo de dichos productos alimenticios3.

El calificativo de funcional se relaciona con el concepto bromatológico de propiedad funcional: característica de un alimento en virtud de sus componentes químicos y de los sistemas fisicoquímicos de su entorno, sin referencia a su valor nutritivo. Sin embargo, no existe una definición mundialmente aceptada para catalogar este tipo de alimentos, y su denominación puede depender del país y del contexto.

A finales del siglo pasado, se alcanzó un consenso europeo, estableciéndose una definición de trabajo de AF, con gran aceptación entre la comunidad científica y profesional, según la cual un alimento puede considerarse funcional si demuestra de forma satisfactoria que gracias a su efecto beneficioso sobre una o más funciones fisiológicas del organismo, más allá de sus efectos nutricionales, mejora la salud y el bienestar y/o disminuye el riesgo de enfermar de las personas que lo consumen.

Los AF deben conservar su condición de alimentos y demostrar sus efectos beneficiosos sobre las funciones fisiológicas en las cantidades habitualmente consumidas en una dieta convencional: no son pastillas ni cápsulas, sino parte de un patrón alimentario normal4, 5. Por tanto, un AF puede ser tanto un alimento natural como un alimento al que se ha añadido, eliminado o reducido, alterado la biodisponibilidad o modificado la naturaleza de cualquier componente, o cualquier combinación de estas posibilidades, mediante medios tecnológicos.

Puede ser que un alimento sea funcional para todos los individuos de una población o solo para grupos particulares de la misma, definidos por sexo, edad, constitución genética o presencia de determinadas patologías, entre otros factores.

## Ingredientes bioactivos

Los componentes biológicamente activos o ingredientes bioactivos, también llamados fitoquímicos o quimiopreventores, son un tipo de sustancias químicas, con efectos beneficiosos sobre determinadas funciones fisiológicas del organismo, que se encuentran en pequeñas cantidades en las plantas y ciertos alimentos, como frutas, verduras, nueces, aceites, granos integrales, verduras fermentadas o lácteos obtenidos por fermentación ácido láctica. También pueden ser añadidos ex profeso por la industria alimentaria durante el procesado de un producto que carece de los mismos o los presenta en bajas cantidades, confiriendo el carácter de funcional a los alimentos que los contienen.

Ejemplos de ingredientes bioactivos de las plantas son las isoflavonas contenidas en los granos de soja (fuente natural de fitoestrógenos), a las que se les atribuye el poder inhibidor de los efectos dañinos de los estrógenos naturales del organismo humano, o los carotenoides presentes en frutas y verduras, por su poder antioxidante. Otros ingredientes bioactivos proceden de fuentes menos estudiadas, como las algas (muchas de ellas autorizadas ya como nuevos alimentos en Europa), los hongos e incluso algunos microorganismos.

Como hemos apuntado previamente, un alimento tradicional puede transformarse en funcional mediante la adición de un elemento no presente en el mismo (aceite con licopeno), por la eliminación de algún componente nocivo (alérgeno, grasa saturada), fortificándolo con sustancias beneficiosas (cereales con minerales y vitaminas, pan con fibra, leche con calcio), sustituyendo un compuesto perjudicial por otro deseable (grasas por inulina, leche desnatada con ácidos grasos omega 3) u optimizando la biodisponibilidad/estabilidad de sus componentes bioactivos. Por ello, en base al proceso de elaboración, se utilizan los términos de alimentos modificados, fortificados o enriquecidos para referirse a estos AF.

## Tipos de alimentos funcionales

Lo más habitual es que los AF contengan un único tipo de ingrediente bioactivo del que se espera un efecto saludable concreto y demostrable según los criterios de la Reglamentación Europea.

Teniendo en cuenta el tipo de ingrediente bioactivo que contienen, podemos establecer con carácter general las siguientes clases de AF:

- Alimentos probióticos: contienen microorganismos vivos, como las mezclas de lactobacilos y bifidobacterias con efectos beneficiosos sobre el tránsito intestinal de los derivados lácteos fermentados. Son los alimentos funcionales más conocidos, aunque sus supuestos efectos sobre el sistema inmune y el estado general de salud no han podido ser demostrados.
- Alimentos prebióticos o con fibra soluble: son el sustrato trófico de los probióticos. Contienen carbohidratos no digeribles que ejercen efectos de estimulación positiva de determinados grupos de bacterias a nivel del colon. Ejemplos: la inulina, fructooligosacáridos de origen vegetal, la lactulosa y galactooligosacáridos de origen lácteo.
- Alimentos simbióticos: asociación sinérgica de un prebiótico y un probiótico. Ejemplo: los fermentados lácteos que contienen inulina y bifidobacterias.
- Alimentos funcionales con proteínas (lácteas o de soja): Los efectos de proteínas lácteas, como las inmunoglobulinas, la lactoferrina o las lactoperoxidasas, sobre la obesidad, la osteoporosis, la actividad antiviral o la mejora de la masa muscular, entre otros, siguen en estudio, habiéndose obtenido hasta la fecha resultados contradictorios. A las proteínas de soja se les atribuyen efectos reductores del riesgo cardiovascular por la mejora del perfil lipídico sanguíneo.
- Alimentos funcionales con péptidos bioactivos, resultantes de la hidrólisis de ciertas proteínas. Se ha estudiado su potencial carácter antihipertensivo, antitrombótico, sedante y analgésico.
- Alimentos con lípidos añadidos con propiedades saludables, como ácidos grasos omega 3, ácido oleico y fitoesteroles. Forman el grupo más numeroso de alimentos funcionales. La propiedad mejor contrastada es la disminución del riesgo cardiovascular con el uso de fitoesteroles, por su efecto reductor de los niveles del colesterol LDL.
- Alimentos con antioxidantes, generalmente compuestos fenólicos, de origen natural. Se han identificado más de 5.000 moléculas diferentes, entre las que destacan los flavonoides,

presentes en frutas, verduras y hortalizas. Su poder antioxidante se deriva de la capacidad de neutralización de radicales libres. Ej.: ßcarotenos, licopenos, luteína, zeaxantina y tioalilos, entre otros.

## Aplicaciones de los alimentos funcionales

Para considerarse funcional, el efecto positivo de un alimento debe obtenerse con las cantidades del mismo habitualmente consumidas en una dieta normal. Debido a diversos factores, como las posibles interacciones biológicas de un AF con otros componentes de la dieta, los hábitos de vida o la dotación genética del individuo, no es posible determinar con precisión los efectos de un alimento en base a su contenido de un nutriente en concreto, particularmente a partir de estudios con tamaños muestrales limitados.

En consecuencia, con el ánimo de sortear algunas de las limitaciones que supone el análisis de cada alimento por separado, surge el abordaje del análisis del efecto sobre la salud de los patrones alimentarios, desde una perspectiva global. Por ello, ya se está empezando a hablar de dietas funcionales, donde lo que se analizan son los efectos de la dieta en su conjunto.

Desde este punto de vista puramente conceptual, se considera la dieta mediterránea como un patrón de alimentación funcional, ya que, más allá de la mera cobertura de las necesidades de nutrientes, contribuye a prevenir la aparición de las enfermedades crónicas más prevalentes, alargando la vida en buen estado de salud. Los resultados del reciente ensayo Predimed (Prevención con Dieta Mediterránea) han reforzado y ampliado las evidencias científicas sobre las bondades de la dieta mediterránea, poniendo de manifiesto los efectos beneficiosos de esta dieta, complementada con aceite de oliva virgen extra o frutos secos, en la prevención primaria de la enfermedad cardiovascular.

Las principales dianas terapéuticas para las que se están desarrollando nuevos productos son la enfermedad cardiovascular (AF que ayudan a reducir el colesterol, como esteroles/estanoles vegetales, fibra o proteínas de soja) y la obesidad (AF con menos calorías, azúcares, grasas saturadas). Además, se están investigando productos que buscan mejorar la inmunidad (con probióticos y prebióticos), el rendimiento físico o intelectual (alimentos con DHA y EPA, omega 3, vitaminas del grupo B), retrasar el envejecimiento (con vitaminas antioxidantes), y promover la salud ósea (con calcio y vitamina D) y el crecimiento saludable (con ácidos grasos esenciales omega 3 y 6, con menos grasas saturadas, menos azúcares).

Pero además de las posibilidades que abre para mejorar la salud y la calidad de vida de la población, la alimentación funcional supone un importante estímulo para el desarrollo científico y tecnológico en el área de la nutrición y alimentación humana.

Las declaraciones sobre los supuestos efectos beneficiosos de los AF deben estar basadas en criterios científicos sólidos. Sin embargo, la evidencia científica sobre muchos de ellos es muy limitada todavía. Entre los que existe una evidencia más sólida sobre sus efectos podemos citar los probióticos, los alimentos ricos en ácidos grasos omega 3, el aceite de oliva (rico en ácidos grasos monoinsaturados y antioxidantes), el vino (rico en revestratol) en cantidades moderadas, los alimentos con alto contenido en fibra y los enriquecidos con fitoesteroles.

El estudio RECIPE, acrónimo de Reduce Cholesterol Involving Patient Endorsement, de la Sociedad Española de Arterioesclerosis, ha demostrado que la incorporación de alimentos funcionales a la dieta, en este caso lácteos con esteroles vegetales, además del beneficio derivado de sus efectos fisiológicos, induce a los pacientes con hipercolesterolemia a un cambio de actitud en relación con su estilo de vida, mejorando los hábitos nutricionales y adoptando un estilo de vida más saludable

**El proceso de la nutrición**
Una vez que el alimento ha sido ingerido, va a empezar un azaroso viaje por nuestro cuerpo hasta que los nutrientes que contiene lleguen a su destino final: las células de los tejidos.

*La digestión es el proceso mediante el cual los alimentos que ingerimos se descomponen en sus unidades constituyentes hasta conseguir elementos simples que seamos capaces de asimilar.*

## Digestión en la boca

La digestión empieza en la boca con la masticación y la ensalivación. Al tiempo que el alimento se va troceando, se mezcla con la saliva hasta conseguir que esté en condiciones de pasar al estómago. La saliva contiene una llamada **amilasa salivar** –o ptialina–, que actúa sobre los almidones y comienza a transformarlos en monosacáridos.

La saliva también contiene un agente antimicrobiano –la lisozima–, que destruye parte de las bacterias contenidas en los alimentos y grandes cantidades de moco, que convierten al alimento en una masa moldeable y protegen las paredes del tubo digestivo.

La temperatura, textura y sabor de los alimentos se procesan de tal manera que el sistema nervioso central puede adecuar las secreciones de todos los órganos implicados en la digestión a las características concretas de cada alimento.

No se deben tragar los alimentos hasta que no estén prácticamente reducidos a líquido (masticando las veces que sea necesario cada bocado). Es el único punto que podemos controlar directamente en el proceso digestivo y debemos aprovecharlo, ya que sólo con una buena masticación solucionaremos una gran parte de los problemas digestivos más comunes.

## Digestión en el estómago

El paso del alimento al estómago se realiza a través de una válvula –el cardias–, que permite el paso del alimento del **esófago** al estómago, pero no en sentido contrario. Cuando no es posible llevar a cabo la digestión en el estómago adecuadamente se produce el reflejo del vómito y esta válvula se abre vaciando el contenido del estómago.

En el **estómago** sobre los alimentos se vierten grandes cantidades de **jugo gástrico**, que con su fuerte acidez consigue desnaturalizar las proteínas que aún lo estuvieran y matar muchas bacterias. También se segrega pepsina, la enzima que se encargará de partir las proteínas ya desnaturalizadas en cadenas cortas de sus aminoácidos constituyentes.

Los glúcidos se llevan parte de la digestión estomacal, ya que la ptialina deja de actuar en el medio ácido del estómago. Esto supone que según los almidones y azúcares se van mezclando con el ácido clorhídrico del contenido estomacal, su digestión se para hasta que salen del estómago. Pero eso todavía no ha ocurrido y cuanta más proteína hayamos ingerido junto con los almidones, más ácidos serán los jugos gástricos y menos activas estarán las amilasas sobre ellos.

La digestión en el estómago puede durar varias horas y la temperatura pasa de los 40º, por lo que a veces los azúcares y almidones a medio digerir fermentan, dando lugar a los conocidos gases que se expulsan por la boca o pasan al intestino.

Los lípidos pasan prácticamente inalterados por el estómago Al parecer, no hay ninguna enzima de importancia que se ocupe de ellos. Sin embargo, los lípidos tienen la capacidad de ralentizar la digestión de los demás nutrientes, ya que envuelven los pequeños fragmentos de alimento y no permiten el acceso de los jugos gástricos y enzimas a ellos.

La absorción de nutrientes es muy limitada a través de las paredes del estómago, por lo que conviene acortar esta fase de la digestión lo más posible si queremos tener acceso rápido a los nutrientes que contienen los alimentos.

Una vez terminado el trabajo en el estómago (o dejado por imposible), se vierte el contenido del estómago –quimo– al duodeno en pequeñas porciones a través de otra válvula: el píloro. Allí se continuará la digestión de los elementos que no pudieron ser digeridos en el estómago por necesitar un medio menos ácido para su descomposición (grasas y glúcidos).

## Digestión intestinal

Nada más entrar el quimo desde el estómago en el **duodeno**, es neutralizado por el vertido de las secreciones alcalinas del **páncreas**, que lo dejan con el grado de acidez necesario para que las diferentes enzimas del **intestino delgado** actúen sobre él. El **jugo pancreático**, además de una elevada concentración de bicarbonato, contiene varias enzimas digestivas, como una potente amilasa, que acaban de romper los almidones.

También contiene una lipasa, que separa los triglicéridos en ácidos grasos y glicerina y se activa por la presencia de las sales biliares, y otras enzimas que se encargan de fraccionar las proteínas que no habían podido ser digeridas con la pepsina del estómago.

El **hígado** también vierte sus secreciones en el intestino: **la bilis**, que se almacena previamente en la vesícula biliar, desde donde se expulsa al intestino según se va necesitando. La bilis contiene las sales biliares, que son unos potentes detergentes naturales que separan las grasas en pequeñas gotitas para que las enzimas del páncreas puedan actuar sobre ellas.

También tiene otras funciones, como la de servir de vía de excreción de ciertos materiales que no pueden ser expulsados por la orina y deben de eliminarse por las heces. Las sales biliares se descomponen en ácidos biliares que se recuperan al ser absorbidos, ya que vuelven al hígado donde son de nuevo transformados en sales.

Mientras que el alimento va avanzado por el intestino se le añaden otras secreciones del propio intestino, como el **jugo entérico** o jugo intestinal, que contiene diversas enzimas que terminan la tarea de romper las moléculas de todos los nutrientes. Las más importantes son las proteasas, que actúan sobre las proteínas. Al ser las proteínas los nutrientes más complejos, son las que necesitan de una digestión más complicada y laboriosa.

Al mismo tiempo que se siguen descomponiendo todos los nutrientes, los que ya han alcanzado un tamaño adecuado y son de utilidad atraviesan la pared intestinal y pasan a la sangre. La absorción se realiza lentamente, pero el área desplegada del interior de nuestro intestino es de unos 150 m2, y al final sólo quedan los materiales no digeribles, junto con el agua y los minerales que se han segregado en las diferentes fases del proceso digestivo.

Esta mezcla pasa al **intestino grueso**, donde hay una gran cantidad de diversos microorganismos que constituyen la **flora intestinal**. Estos microorganismos, principalmente bacterias, segregan enzimas digestivas muy potentes capaces de atacar a los polisacáridos de la fibra. En este proceso se liberan azúcares, que son fermentados por ciertas bacterias de la flora produciendo pequeñas cantidades de ácidos orgánicos que todavía contienen algo de energía. Estos ácidos, junto con el agua y las sales minerales, son absorbidos dejando el material más seco y convertido en excrementos, que se expulsa donde se puede a través del **ano**.

El resultado de la digestión se puede resumir así:
- ✓ **Glúcidos:** todos los glúcidos digeribles se convierten en glucosa y otros monosacáridos y pasan a la sangre.
- ✓ **Proteínas:** se fraccionan en aminoácidos, que también son absorbidos y pasan a la sangre.
- ✓ **Lípidos:** se separan en sus ácidos grasos y glicerina para atravesar la pared intestinal, aislados o en forma de jabones al combinarse con los jugos pancreáticos e intestinales. Luego son reconstruidos de nuevo al otro lado de la pared intestinal y se combinan con proteínas sintetizadas por el intestino, formando unas lipoproteínas llamadas **quilomicrones**. A través del sistema linfático son llevadas junto al corazón, donde se vierten al torrente sanguíneo para conseguir una máxima dispersión. Algunos lípidos no siguen este ajetreado camino y pasan directamente a los capilares sanguíneos que riegan el intestino.

**Transporte hasta los tejidos**
Una vez que los nutrientes llegan a la sangre, toman diferentes rutas según el tipo de nutrientes que sean y cuáles sean nuestras necesidades en ese momento. El sistema nervioso central, utilizando un complejo sistema a base de impulsos nerviosos y mensajeros

químicos en el torrente sanguíneo –las famosas hormonas–, decide qué se debe hacer con cada uno de los nutrientes.

Entre los posibles destinos están: los diversos tejidos para su utilización inmediata o reserva de uso rápido –glucógeno muscular–, el hígado para su transformación en otros tipos de nutrientes más necesarios, o el tejido adiposo para su acumulación en forma de grasa como reserva energética a largo plazo o aislamiento térmico.

### Difusión por los tejidos

Las distintas sustancias que transporta la sangre se reparten por la red de pequeños capilares hasta llegar a cada tejido del cuerpo humano. Pero donde realmente son necesarios es en cada una de las células que componen estos tejidos.

Las células están flotando en un líquido de composición muy parecida al agua del mar y sin contacto directo con los capilares sanguíneos. Tanto los nutrientes como el oxígeno de la sangre tienen que atravesar las finas paredes de los capilares para diluirse en el **líquido intercelular** y quedar así a disposición de las células que los necesiten.

Este paso es también crítico, ya que si las membranas que forman las paredes de capilares están obstruidas por depósitos de grasa o aminoácidos en exceso, la presión sanguínea deberá aumentarse hasta conseguir que los nutrientes pasen y lleguen a las células (hipertensión arterial). Si se alcanza el máximo de presión sanguínea que el organismo tolera y aun así no es suficiente para que los nutrientes atraviesen las paredes de los capilares, se produce una desnutrición de las células a pesar de que la sangre está saturada de alimento.

### Absorción celular

Éste es el último paso del proceso y el fin de este viaje. Los nutrientes que flotan en nuestro mar interior son absorbidos por nuestras **células**, pasando a través de las membranas que las recubren, y una vez en el interior son digeridos, transformados y utilizados en función de las necesidades y del tipo de célula de que se trate.

Este proceso también está controlado por el sistema nervioso central, que, a través de diversas sustancias, como la **insulina**, gestiona el uso que las células hacen de estos nutrientes. Una vez en el interior de la célula, y mediante la acción de las enzimas intracelulares, los nutrientes se transforman en las sustancias propias del metabolismo celular. Pero esto ya es otro viaje y queda fuera de nuestros objetivos el recorrerlo.

Los nutrientes, una vez digeridos, aportan:

- ✓ Elementos a partir de los cuales el organismo puede producir energía (calor, movimiento, etc.).
- ✓ Elementos para el crecimiento y la reposición del propio cuerpo.
- ✓ Elementos reguladores de los dos procesos anteriores.

**¿Qué función desempeñan los alimentos en nuestra vida?**
Dejando de lado el aspecto gratificante de una buena comida, una buena alimentación es uno de los factores más importantes para **mantener nuestra salud.**

**El valor energético de los alimentos**
El valor energético o valor calórico de un alimento es proporcional a la cantidad de energía que puede proporcionar al quemarse en presencia de oxígeno. Se mide en calorías, que es la cantidad de calor necesario para aumentar en un grado la temperatura de un gramo de agua. Como su valor resulta muy pequeño, en dietética se toma como medida la **kilocaloría** (1 Kcal. = 1.000 calorías). A veces –y erróneamente, por cierto–, a las kilocalorías también se las llama Calorías (con mayúscula).

Cuando oigamos decir que un alimento tiene 100 Calorías, en realidad debemos interpretar que dicho alimento tiene 100 kilocalorías por cada 100 gr. de peso. Las dietas de los humanos adultos contienen entre 1.000 y 5.000 kilocalorías por día.

Cada grupo de nutrientes energéticos –glúcidos, lípidos o proteínas– tiene un valor calórico diferente y más o menos uniforme en cada grupo. Para facilitar los cálculos del valor energético de los alimentos se toman unos valores estándar para cada grupo: un gramo de glúcidos o de proteínas libera al quemarse unas 4 calorías, mientras que un gramo de grasa produce 9. De ahí que los alimentos ricos en grasa tengan un contenido energético mucho mayor que los formados por glúcidos o proteínas. De hecho, toda la energía que acumulamos en el organismo como reserva a largo plazo se almacena en forma de grasas.

Hay que recordar que no todos los alimentos que ingerimos se queman para producir energía, sino que una parte de ellos se usa para reconstruir las estructuras del organismo o facilitar las reacciones químicas necesarias para el mantenimiento de la vida. Las vitaminas y los minerales, así como los oligoelementos, el agua y la fibra se considera que no aportan calorías.

## Nutrición y crecimiento

El crecimiento es un fenómeno biológico complejo, que precisa de un aporte continuo de energía y nutrientes. Consiste fundamentalmente en un aumento de la masa corporal, que se acompaña de un proceso de remodelación morfológica y de maduración funcional.

La talla final, que será proporcional al peso, en ausencia de obesidad, que un individuo concreto llega a alcanzar, no depende de un factor único, sino que están implicados varios condicionantes. El primero de ellos es genético: la dotación cromosómica que heredamos de nuestros padres contiene la programación de nuestras posibilidades de desarrollo, y este condicionamiento es, hoy por hoy, un límite que no se puede rebasar. La herencia o control genético es complejo, y se realiza a través de lo que conocemos como mecanismo poligénico.

Las posibilidades genéticas se ven moduladas por una serie de factores ambientales. El más importante es la nutrición, pero también influyen el estado de salud, el entorno afectivo, el ambiente socioeconómico, el clima, etc. Los factores hormonales, entre ellos el más importante la hormona de crecimiento (GH), actúan como coordinadores o reguladores indispensables del proceso.

La alimentación es tan importante, ya desde el estado intrauterino, que podemos afirmar, en líneas generales, que "a igualdad de potencialidad genética, y en ausencia de enfermedad, es la cantidad, calidad, proporción y equilibrio de los nutrientes ingeridos y aprovechados, lo que determina la talla final de un individuo".

Así, si un niño con una buena potencialidad genética se ve sometido a graves carencias nutricionales, no podrá alcanzar la talla esperada, a no ser que dichas carencias actúen en un periodo muy breve de tiempo, en cuyo caso la determinación genética tenderá a hacerle recuperar lo perdido.

Algunos de los factores ambientales citados antes influyen en el crecimiento a través de modificaciones en el estado nutricional. Las infecciones gastrointestinales y respiratorias, las situaciones de mala absorción, las enfermedades crónicas como el asma, la insuficiencia renal, o las cardiopatías cianógenas, comprometen la talla por mecanismos diversos, pero con participación de factores nutricionales.

A la inversa, un deficiente estado de nutrición altera la inmunidad y favorece la aparición de infecciones.

La influencia de los factores económicos, sociales, y psicológicos es ejercida también, al menos parcialmente, a través de los cambios alimentarios y nutricionales que comportan.

# CAPÍTULO III

## HÁBITOS ALIMENTARIOS

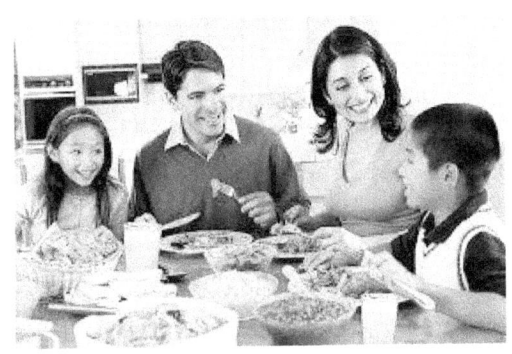 Los hábitos alimentarios de las poblaciones son la expresión de sus creencias y tradiciones y están ligados al medio geográfico y a la disponibilidad alimentaria. Los factores que condicionan los hábitos alimentarios son de tipo económico, religioso (como las normas de la Torah o del Corán, que se relacionaban a su vez con la higiene), psicológico y pragmático.

Dichos factores evolucionan a lo largo de los años y constituyen la respuesta a los nuevos estilos de vida, a los nuevos productos a consumir, a las comidas rápidas (fast foods), etc. y se relacionan muy directamente con el aumento de los recursos y con el contacto entre gentes de culturas alimentarias distintas (sirva como ejemplo de esto, los hábitos anteriores y posteriores al descubrimiento de América, tanto por el contacto con otras culturas no conocidas entonces, como por la aparición de nuevos productos en la dieta: tomates, patatas, etc.).

Los hábitos alimentarios del mundo occidental se caracterizan, cuantitativamente, por un consumo excesivo de alimentos, superior, en términos generales, a las ingestas recomendadas en cuanto a energía y nutrientes para el conjunto de la población y, cualitativamente, por un tipo de dieta rica en proteínas y grasas de origen animal.

La dieta española responde a estas características, si bien tiene como ventaja frente a otros países europeos, la presencia de un mayor consumo de vegetales (legumbres, verduras, ensaladas y frutas), un mayor consumo de pescado (España es el segundo país del mundo consumidor de pescado después de Japón), y el uso de aceites de origen vegetal para cocinar (con predominio del aceite de oliva). Su situación geográfica le permite estar encuadrada entre los países consumidores de la dieta mediterránea, considerada como muy saludable y equilibrada.

Los hábitos alimentarios responden, fundamentalmente, a la disponibilidad de alimentos y la elección final determina el perfil de la dieta. Ambas situaciones están condicionadas por numerosos factores.

Mediante la educación nutricional se pretende modificar el comportamiento alimentario de las personas, pues ésta constituye, pese a sus limitaciones, un instrumento eficaz para promover la salud y prevenir la enfermedad. La eficacia de los programas de educación nutricional se evalúa a través de los conocimientos, el desarrollo de las actitudes positivas hacia la salud y la implantación, finalmente, de conductas permanentes.

Además de una alimentación correcta y equilibrada, la lucha contra el sedentarismo y el impulso de estilos de vida que incluyan una dedicación al ejercicio físico son la mejor manera de mantener niveles adecuados de salud en las distintas etapas de la vida.

No se trata de preconizar el ejercicio físico desde la competición deportiva o la obsesión de superar retos individuales sino de hacer una vida activa, por ejemplo caminar en lugar de usar medios de transporte para resolver las actividades de la vida diaria, pasear como un medio de utilizar el tiempo libre, etc.

**Origen de los hábitos alimentarios**
Los hábitos alimentarios nacen en la familia, pueden reforzarse en el medio escolar y se contrastan en la comunidad en contacto con los

pares y con el medio social. Sufren las presiones del marketing y la publicidad ejercida por las empresas agroalimentarias.

La alimentación es una necesidad fisiológica necesaria para la vida que tiene una importante dimensión social y cultural. Comer está vinculado por un lado a saciar el hambre (para vivir) y por otro al buen gusto, y la combinación de ambos factores puede llegar a generar placer. En el acto de comer entran en juego los sentidos (unos de forma evidente, vista, olfato, gusto y tacto, y, por último, el oído puede intervenir al recibir mensajes publicitarios sobre alimentos).

La evolución del comportamiento alimentario se ha producido como consecuencia de diferentes factores, por ejemplo:
- ✓ Paso de una economía de autoconsumo a una economía de mercado.
- ✓ El trabajo de la mujer fuera del hogar
- ✓ Los nuevos sistemas de organización familiar etc.

Pero siempre ha sido ratificada por la cultura que fija los principios de exclusión (esto no se debe comer, o no es aconsejable para niños, o, quizás, lo es para hombres pero no para mujeres) y de asociación (este alimento es bueno para embarazadas, lactantes y ancianos), así como las prescripciones y prohibiciones de alimentos para grupos de edad.

En muchos lugares, la sociedad goza de unas ofertas de alimentos variadas y de calidad y esta bonanza ha generado actitudes, no siempre positivas, hacia el uso de los mismos: el *"no me gusta"*, *"no me apetece"*, *"ya no como más"* etc. Son la expresión verbal del mal uso y el desperdicio que por supuesto debe ser combatido por todos los medios, tanto a nivel individual como familiar y social.

Por otro lado, los alimentos escasean en muchos países y, debemos tener conciencia del valor de este recurso, imprescindible para mantener la salud y el desarrollo.

Según Manos Unidas:

- ➢ El 25% de la población mundial está suficientemente alimentada o sobrealimentada (Europa, Norteamérica, Japón y minorías privilegiadas en el Tercer Mundo).
- ➢ El 15% tiene una alimentación cuantitativamente suficiente (2.500 a 2.800 calorías) pero con escasez de proteína de origen animal (20 a 30 gr al día).
- ➢ El 20 % tiene una alimentación en el límite cuantitativo (2.500 calorías al día) pero con sólo de 10 a 20 gr de proteína animal.
- ➢ El 30% tiene una subalimentación neta (2.000 a 2.500 calorías) y de 5 a 10 gr de proteína de origen animal.
- ➢ El 10% que padece hambre crónica (menos de 2000 calorías y muy poca proteína animal). Se calcula que son aproximadamente unos 500 millones de personas, siendo el hambre responsable directa o indirecta de la muerte de 100.000 personas al día.

Hay que estimular en la población sentimientos de responsabilidad y solidaridad en relación con el reparto de alimentos. Una gran parte de la población mundial sufre las consecuencias de la malnutrición y la otra parte de población que está sobrealimentada sufre, a su vez enfermedades debidas al exceso de alimentación.

Otro de los cambios sociales que se están produciendo en nuestra sociedad es la presencia, cada vez más numerosa, de ciudadanos de otros países que se integran en nuestra población con las expectativas de mejorar sus condiciones de vida.

Las costumbres alimentarias de los inmigrantes generalmente pueden ser muy distintas a las del país que les recibe y es muy importante, en aras de la convivencia y el respeto, que no constituyan un elemento de conflicto y marginación, bien al contrario, que contribuyan a un enriquecimiento cultural para las comunidades que los reciben.

La tradición, los mitos y los símbolos son determinantes de la comida de cada día, intervienen en las preferencias y aversiones que manifiestan los individuos y juegan un importante papel en las formas de preparación, distribución y servicio de alimentos.

En la actualidad, junto a las tecnologías más avanzadas en la transformación y uso de los alimentos, la tradición gastronómica aparece como un valor en alza. La publicidad de los alimentos utiliza como motivaciones de venta expresiones tales como *lo natural, lo artesano, el buen hacer de nuestros mayores, alimentos propios de tu tierra, tus raíces, etc.* con la seguridad de que este planteamiento estimulará al consumidor hacia su consumo.

## El alimento y sus dimensiones

El alimento es la expresión de diferentes dimensiones:

- Económica: tiene un precio que le puede hacer o no asequible al grupo de población que desea consumirlo.
- Física: su aspecto externo viene determinado por el color, olor, textura, forma y sabor.
- Social: se integra en los códigos de prestigio y oportunidad de consumo fijados por el grupo.
- Psíquica: aceptación o rechazo del alimento en función de su inclusión o no en el catálogo de alimentos habituales del grupo consumidor, es decir sancionado por la cultura alimentaria propia.
- De seguridad alimentaria: garantiza la idoneidad de consumo por las buenas condiciones higiénico- sanitarias.
- De comodidad de uso: responde a las exigencias de simplicidad en el manejo que el consumidor de hoy demanda.

## Nuevas tendencias en los hábitos alimentarios

La distribución y el consumo de alimentos es una forma muy expresiva para valorar el funcionamiento de la organización familiar, laboral y escolar así como las propias relaciones sociales que se generan en relación con los alimentos.

Las denominadas preferencias alimentarias identifican e integran a los individuos en grupos ("junk food" o comida basura), la comida rápida de los adolescentes, el "snack" o tentempié del adulto; el "self service" (sírvase usted mismo) que ha convertido a las personas en camarero/comensal, en una nueva concepción de las formas de consumir alimentos, etc.

La sociedad actual sufre una evolución notable en los hábitos alimentarios de los ciudadanos como consecuencia del impacto de los nuevos estilos de vida que han condicionado la organización familiar. Igualmente el desarrollo de avanzadas tecnologías en el área agroalimentaria ha puesto a disposición de los consumidores los denominados "alimentos servicio", especialmente diseñados para facilitar la preparación y consumo de los mismos.

En la actualidad existe una gran preocupación por la salud y se reconoce a la alimentación adecuada como un instrumento de protección de la salud y prevención de la enfermedad, si bien, las encuestas demuestran que la elección de alimentos está condicionada por el factor económico y el gusto en primer lugar, seguido de la comodidad, simplicidad en la preparación culinaria y el valor nutritivo que los alimentos aportan a la dieta.

Hay un factor en el cambio de hábitos alimentarios muy importante: la "aculturización". El mundo de hoy, convertido en una "aldea global" y bajo la presión de las multinacionales que hacen de la publicidad un valioso instrumento de convicción, obtiene una gran uniformidad en los hábitos alimentarios, especialmente entre los más jóvenes.

En España, el Ministerio de Agricultura, Pesca y Alimentación está llevando  a cabo desde hace tiempo una encuesta de consumo de alimentos de la población española, en el que se aprecia la evolución de alimentos a lo largo de diferentes años, lo que ha permitido constatar, objetivamente, los cambios detectados en los hábitos alimentarios de los españoles que expresan su perfil nutricional y su relación con la morbilidad/mortalidad.

De los datos publicados por el citado Ministerio recogemos textualmente las tendencias previsibles de los españoles para el futuro:

- Búsqueda de una alimentación sana y natural, que da lugar a una modificación de la composición tradicional de las comidas con reducción progresiva de las cantidades consumidas. Esta atención creciente a los problemas de la salud da lugar a la reafirmación plena de la dieta mediterránea.

- Integración de la gastronomía a la cultura cotidiana y, en especial, a la cultura del ocio. Asimilación del consumo de productos de calidad como símbolo de prestigio.
- Reducción del tiempo dedicado a la preparación de las comidas, lo que hace que aumente el consumo de todo tipo de conservas, productos transformados, platos y postres preparados.
- Mayor presencia del consumo fuera del hogar, con una implantación progresiva de los nuevos modelos de restauración por ejemplo: de comida rápida que ganan terreno a los establecimientos tradicionales.

**Factores socioculturales que afectan al consumo de alimentos**
- Técnicas de producción, elaboración y conservación.
- Técnicas de marketing social y de consumo.
- Posibilidades de comunicación y transporte.
- Actitud hacia los alimentos.
- Imagen corporal que responda a los cánones estéticos de moda.
- Código culinario que prescribe formas de preparación y consumo.
- Prohibiciones, tabúes y mitos.
- Disponibilidad de recursos: dinero, tiempo, habilidad personal.
- Factores no racionales en la elección.

Las personas acceden a un universo sensorial, antes de conocer el valor nutritivo de los alimentos, en el que se han desarrollado determinados *patrones culturales alimentarios* y esto condiciona sus hábitos. Afortunadamente las prácticas alimentarias son dinámicas y suelen cambiar en la medida en que las gentes se ven obligadas a modificar sus estilos de vida

El patrimonio cultural alimentario se obtiene, desde el nacimiento, en un lugar dado y en relación con una sociedad concreta pero los comportamientos alimentarios se mueven en un marco de referencia beneficiándose del patrimonio biológico y cultural y, por supuesto, sometidos a presiones externas

## La alimentación y sus paradojas
El ser humano es omnívoro lo que permite su adaptación a distintas condiciones y latitudes pero le hace dependiente de una dieta diversificada como respuesta a sus necesidades nutritivas.

Las conductas alimentarias humanas son el resultado de interacciones y aprendizajes múltiples de ahí la necesidad de tener en cuenta numerosos factores como se ha comentado. Son evolutivas, integran datos racionales e irracionales y tienen una base importante en experiencias personales, positivas o negativas, de ahí la importancia de cuidar todo lo relacionado con el consumo de alimentos.

En la civilización occidental se dan desequilibrios en la dieta por exceso y en otras zonas del planeta se da el fenómeno contrario: desequilibrio en la alimentación por defecto.

Hay una larga lista de mitos y creencias en torno a la alimentación que deben ser conocidas para poder modificar hábitos, a modo de ejemplo, citaremos algunas de ellas:

> ➢ Sobrevalorar los caldos cuando estos apenas llevan proteínas ya que éstas por el calor se coagulan y se quedan en la carne hervida.
> ➢ Considerar que "el alcohol abre el apetito", cuando en realidad sus efectos perjudiciales superan con mucho su aporte nutricional.
> ➢ Sobrestimar el valor nutritivo de determinados productos como la soja, el polen, las algas, cuando en gran parte, se consumen por moda y sus nutrientes se pueden encontrar en otros productos.
> ➢ Considerar que los productos congelados tienen menos valor nutritivo que los frescos, cuando en realidad tienen el mismo.
> ➢ Pensar que "los niños y los ancianos deben comer sobre todo carne y pescado", cuando realmente se debe comer de todo y a todas las edades.

> ➢ Otra creencia es que no es igual tomar queso que leche, cuando en realidad tiene valores nutritivos similares y se deben alternar.
> ➢ Pensar que el huevo en crudo alimenta más que el huevo cocido, cuando realmente es lo contrario.

## Los "Fast Food" y las "chucherías"

Entre los hábitos alimentarios de niños y adolescentes podemos señalar el consumo, en ocasiones excesivo, de hamburguesas, perritos calientes, sándwiches, etc. que tienen como denominador común: preparación muy sencilla, consumo fácil (panes blandos, carnes trituradas) y saciedad inmediata. Su perfil nutritivo puede definirse como hiper-calórico, hiper-proteico y con elevado contenido graso.

Este tipo de alimentos se consumen en los denominados establecimientos de comida rápida, muy extendidos en nuestro país y muy frecuentados por la población infantil y juvenil en fines de semana, días festivos, así como en diferentes celebraciones.

Consumir estos alimentos, de vez en cuando, no presenta mayores problemas en el conjunto de una dieta variada. El problema radica en la reiteración de su consumo que puede generar hábitos alimentarios inadecuados. Por ejemplo, las hamburguesas, generalmente, se acompañan de una bebida refrescante y un postre dulce, prescindiendo de ensaladas, verduras, legumbres, frutas, etc. necesarias en una dieta equilibrada.

No existe ningún alimento que deba eliminarse de la dieta, pero hay que evitar que se desarrollen patrones de consumo monótonos ya que interfieren con los hábitos alimentarios saludables. Estamos en un mundo en el que prima la comodidad en la elección de alimentos, pero hay que intentar que la variedad en la dieta sea el factor esencial de dicha elección.

El ejemplo más expresivo de la comida rápida son las hamburguesas cuyo valor nutritivo podría resumirse en:
> ✓ Elevado aporte calórico debido al alto contenido de grasas.

✓ Proteínas de origen animal en función de la proporción de carne que contenga la hamburguesa.

✓ Complejo vitamínico B (B1, B2, B12) propio de las carnes de vacuno y cerdo con las que generalmente se elaboran.

Las albóndigas de carne y los filetes rusos preparados en casa son los equivalentes nutritivos de las hamburguesas, ya que sus ingredientes son similares.

Otra de las características de los hábitos alimentarios de la infancia y de la adolescencia es el abuso en el consumo de "chuches", expresión coloquial con la que aludimos a un conjunto de productos dulces y salados, de formas y sabores diversos, de escaso o nulo interés nutricional y que se picotean a cualquier hora del día.

Una de las consecuencias de tomar a voluntad, sin ningún control, este tipo de productos es la falta de apetito cuando llega el momento de la comida convencional, pues su contenido calórico debido al azúcar y a las grasas, que constituyen la mayor parte de sus ingredientes, provoca la saciedad suficiente como para provocar inapetencia.

Si, además, se trata de productos azucarados puede formarse un substrato dulce que favorece la supervivencia y desarrollo de los microorganismos que atacan la placa dentaria, y provocan caries ya que no es posible mantener la necesaria higiene dental cuando se están consumiendo estos productos en cualquier momento del día.

Uno de los problemas de los nutricionistas al valorar el consumo de alimentos es conocer su contenido real en nutrientes porque no siempre vienen recogidos en las Tablas de Composición de Alimentos. Entre los ingredientes utilizados en este tipo de productos, se encuentran los aditivos autorizados que dan color, sabor y aroma y que contribuyen a potenciar su atractivo.

**Aspectos que pueden ayudar a reforzar hábitos adecuados o a eliminar los inadecuados**

Entre los más importantes destacamos:

➢ La valoración del hecho alimentario como un componente esencial de la calidad de vida.
➢ Insistiendo sobre el concepto de dieta equilibrada, hay que conseguir el cambio del concepto que se tiene sobre "una buena comida".
➢ La educación del consumidor sobre nutrición/alimentación, puede reforzar hábitos adecuados debido a la numerosa información que incorpora el etiquetado de los productos.
➢ La desmitificación de "lo natural" como garantía de seguridad alimentaria.
➢ La oposición a aceptar una estética que vaya contra la buena salud, eliminando como cánones de belleza y modernidad la delgadez extrema y patológica.
➢ La preocupación del consumidor por las nuevas tecnologías y los nuevos alimentos.
➢ El conocimiento sobre la relación que existe entre exceso o defecto de consumo de nutrientes y sus patologías resultantes.
➢ La valoración de la importancia de la seguridad alimentaria, así como la lucha contra el fraude para conseguir una alimentación sana.
➢ La toma de conciencia de la función que cumplen las empresas de restauración colectiva haciendo cumplir la normativa específica de higiene.
➢ El análisis crítico de los medios de comunicación y de la publicidad para contrarrestar su influencia en la compra de los alimentos.

**Tendencias futuras de los consumidores en materia de hábitos alimentarios**

Existe una tendencia natural entre la población joven a no considerar como factor de riesgo para su salud, una alimentación inadecuada; y dicha actitud se va prolongando hasta edades avanzadas en que los hábitos adquiridos se convierten en rutina.

Otra causa puede ser la progresiva sustitución de la dieta mediterránea tradicional por dietas con un mayor contenido en grasas, azúcares y proteínas de origen animal, propias de los establecimientos de comida rápida que ha introducido la cultura alimentaria americana, muy en especial entre los jóvenes.

La mayor educación e información que recibe el consumidor actual hace que éste sea más exigente en cuanto a la relación precio/calidad de los productos.

Asimismo, existe una mayor toma de conciencia en la escuela, hacia la educación nutricional (como parte de la educación para la salud) que va a permitir a los ciudadanos tener un mejor criterio a la hora de elaborar sus dietas.

El ritmo de vida actual ha modificado las formas tradicionales de compra de alimentos, siendo frecuente la forma semanal y mensual y la presencia en la casa de productos congelados de fácil conservación y preparación.

El uso de los servicios de restauración colectiva ha aumentado, y sigue creciendo, por lo que se hace necesario, además del control higiénico de este tipo de establecimientos regulado por las Reglamentaciones Técnico Sanitarias, orientar sus ofertas, muy especialmente en la restauración escolar y laboral, para que sean nutritivamente equilibradas.

**Los programas de educación nutricional como formas de intervención en la modificación de los hábitos alimentarios de la población**
Uno de los instrumentos más utilizados, en las intervenciones para modificar los comportamientos de los grupos, con el fin de proteger y promover su salud, son los programas de Educación para la Salud que incluyen la educación nutricional. La evaluación de estos programas nos ha permitido conocer su eficacia en materia de conocimientos y actitudes pero la dificultad que tiene conseguir que los hábitos alimentarios se modifiquen de manera permanente.

Actualmente, se propone hacer de la educación nutricional un instrumento de intervención en el marco de la promoción de la salud lo que facilita políticas de protección y utilización de recursos para que ese deseo de cambio, estimulado por la educación, sea factible.

La modificación de los hábitos no es tarea fácil, pero sí posible, siendo las primeras etapas de la vida los mejores momentos para el éxito de este tipo de programas; si, además, la escuela incorpora esas actividades a su proyecto educativo, será más fácil la consecución de los objetivos.

# CAPÍTULO IV

## LA ALIMENTACIÓN DURANTE LA VIDA

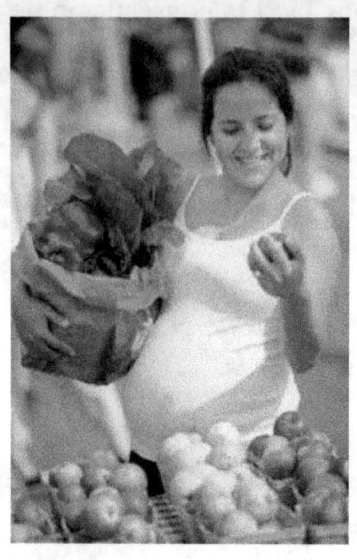

### En el embarazo

La gestación o embarazo es un proceso fisiológico de enorme trascendencia, ya que permite la supervivencia de la especie y a su vez presenta también una trascendencia nutricional, porque para la formación del nuevo ser es preciso un aporte de nutrientes que deben ser adecuados en cantidad, calidad y suministrados a lo largo del embarazo, de tal modo que en el desarrollo del bebé puedan expresarse con toda la potencialidad genética existente.

Hoy en día nadie duda de la importancia que tiene una alimentación adecuada sobre el curso del embarazo y sobre el desarrollo del feto. Pero, ¿cómo podemos saber si se está en "condiciones" para llevar a cabo una gestación sin problemas nutricionales? Para responder a esta pregunta, primero tenemos que tener claro cuáles son las necesidades que hay que satisfacer y, además, conocer el estado físico de la mujer antes y durante el embarazo.

También hay que conocer que un mal estado nutricional materno puede ocasionar problemas de prematuridad y mortalidad fetal, y que los estados de obesidad también pueden resultar peligrosos para la salud del futuro bebé.

Las cuestiones que toda futura madre debería conocer sobre la nutrición durante el embarazo, son las siguientes:
- ✓ El buen estado nutricional inicial de la gestante es de suma importancia para un óptimo desarrollo del embarazo.

- ✓ Debemos asegurar que el médico **supervisa** adecuadamente nuestro estado nutricional.
- ✓ Es importante conocer los cambios fisiológicos relacionados con la nutrición para así poder **adecuar la alimentación** a la nueva situación.
- ✓ Debemos conocer las necesidades en macro y micronutrientes, para que la dieta sea equilibrada y no se produzcan carencias ni excesos.
- ✓ No debemos dejarnos llevar por viejas creencias (hay que comer por dos) y debemos tener precaución con ciertas pautas (alcohol, tabaco, ayunos, vegetarianismo, etc.) que pueden perjudicar seriamente a nuestro futuro hijo.

Se incluye a continuación una pequeña Guía Práctica, con tablas y menús que te ayudarán a establecer tu propia dieta.

**Tabla de pesos netos de las raciones individuales de alimento para gestantes-lactantes:**

| Alimentos | Peso de ración recomendada |
|---|---|
| **Lácteos** | |
| Leche o yogurt | 300ml |
| Requesón o quesos frescos | 60-100g |
| Queso (semicurado) | 70g |
| **Carnes y equivalentes** | |
| Carnes | 160g |
| Pescados | 200g |
| Jamón cocido | 160g |
| Huevos (50-60g) | 2unid |
| Pollo (1500g) | 3/8 |
| **Farináceos** | |
| Pan integral | 60g |
| Arroz o pasta (crudo) | 70g |
| Patatas | 300g |
| Legumbres | 60g |
| **Frutas** | |
| En general | 200g |
| **Verduras** | |
| En general | 250g |
| **Grasas** | |
| Se considera que cada comida importante (almuerzo o cena), puede incluir 20-30 g de | |

materia grasa, si no hay contraindicación personalizada.

## Menú tipo que puede orientar para organizar la dieta durante el embarazo:

| | |
|---|---|
| **Desayuno** | Cereales<br>250cc de leche entera |
| **Media Mañana** | 300 gr. de fruta<br><br>Pan integral, jamón, fruta |
| **Almuerzo** | Pasta (1 vez por semana)<br><br>Arroz (1 vez por semana)<br><br>Legumbre (1-2 veces por semana)<br><br>Verdura (diariamente)<br><br>Carne, pescado o huevos (2) (todos los días) Frutas (cruda) (diariamente) |
| **Merienda** | Yogurt o preparado lácteo Pan, queso y fruta |
| **Cena** | Plato combinado con arroz, verdura y huevo. |
| **Al acostarse** | Fruta<br>Leche o producto lácteo equivalente |

Se recomienda: utilizar aceite de oliva, no cocinar con frituras ni salsas complejas (natas y derivados), y complementar el almuerzo y la cena evitando repetir alimentos en el mismo día.

Las raciones entre grupos de alimentos en un día se pueden establecer en porciones o raciones como aparece en los siguientes gráfico y tabla:

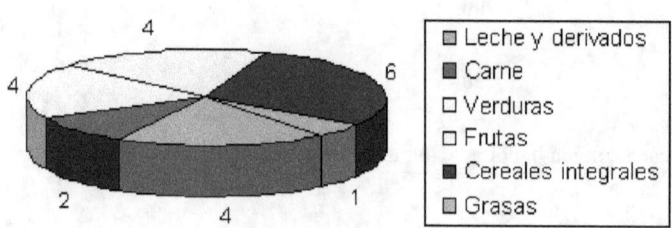

Raciones recomendadas durante el embarazo

56

| Alimento | Raciones |
|---|---|
| Leche y derivados | 3 |
| Carne/pescado | 2 |
| Verduras | 3 |
| Frutas | 2 |
| Cereales integrales | 6 |
| Grasas | 2 |

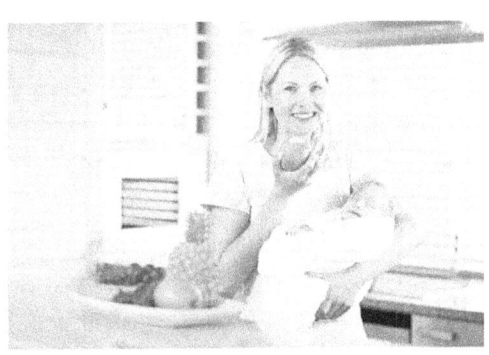

**Alimentación durante la lactancia**

La leche materna es el mejor alimento para el lactante. El periodo de lactancia debe iniciarse en las primeras horas de vida del lactante, esta primera secreción mamaria producida unas horas después del parto, se denomina calostro. Pasados entre uno y tres días, la leche materna va modificándose tanto en su consistencia como en su composición, recibiendo entonces el nombre de leche de transición, y pasados entre 3 y 7 días se secreta lo que se denomina leche madura.

Hoy en día la leche materna no debe considerarse únicamente como un alimento para el lactante. Sino que, además de ser el único alimento, contiene otros muchos componentes con finalidades muy distintas:

✓ Enzimas de carácter digestivo: colaboran en la digestión de los nutrientes.
✓ Factores bifidógenos: favorecen la microbiota (microorganismos presentes en el intestino del lactante e impiden el desarrollo de microorganismos patógenos que provocan enfermedades.

- ✓ Microbiota comensal: la leche materna contiene microorganismos beneficiosos que van a colonizar el intestino del lactante.
- ✓ Factores de crecimiento y desarrollo: pueden actuar favoreciendo estos procesos en determinados tejidos.

Por todos ello, se ha ampliado la recomendación sobre la alimentación exclusiva con la lactancia materna. La Organización Mundial de la Salud (OMS, 2002) recomienda la alimentación exclusiva con lactancia materna durante los primeros 6 meses de vida y continuarlo junto con las comidas complementarias adecuadas hasta los 2 años de edad o más.

Esta recomendación ha sido adaptada por el Comité de lactación de la Asociación Española de Pediatría en el 2005. Así el objetivo de este tema es dar a conocer las condiciones, tanto físicas como fisiológicas, que hacen de la lactancia una etapa nutricionalmente diferente. También se presentarán desde estas páginas los requerimientos y especificaciones nutricionales que deben guiar a los profesionales en el establecimiento de dietas en esta etapa de la vida, para conseguir los mejores efectos con el menor riesgo, tanto para la madre como para el bebé.

## Influencia de la dieta en la composición de la leche materna

El estímulo para segregar la leche es la succión del lactante, por tanto si un bebé mama frecuentemente pero no llega a vaciar los pechos, ese pecho producirá menos cantidad para la próxima vez porque no ha sido totalmente vaciado. En cambio, si se vacía totalmente el pecho, la producción aumenta, ya que de alguna manera el cuerpo recibe la información de que el bebé necesita más alimento.

Hoy en día sabemos que la dieta de la madre no sólo influye en la cantidad de leche producida sino que también influye en la composición. La composición de la leche materna puede variar en algunos nutrientes en función de la alimentación de la madre, como por ejemplo en los ácidos grasos.

La calidad de la grasa ingerida por la madre repercute en la leche materna y por consiguiente en la ingesta del bebé. Se ha asociado la ingesta de ácidos grasos w3 y w6 al desarrollo neuronal del bebé durante el primer año de vida (Innis SM, 2014). Por tanto, es importante tener una ingesta de grasas de calidad procedentes de pescados grasos, frutos secos y aceite de oliva en lugar de abusar de mantequillas, natas y carnes rojas.

Además, es aconsejable que durante la lactancia se tomen alimentos ricos en vitaminas hidrosolubles presentes en frutas y verduras ya que su contenido en la leche depende de la ingesta materna de estos alimentos.

Ocurre lo mismo en algunos minerales como el selenio y el yodo. Por otra parte, la cantidad de proteínas que contiene la leche puede verse afectada si la madre está desnutrida. Los demás nutrientes parece que se mantienen constantes y son independientes de la dieta.

En cuanto a las técnicas culinarias, se pueden utilizar todas, aunque se deben usar con moderación las que incorporen mucha grasa, para que las comidas sean de fácil digestión.

La ingestión de alcohol en la madre lactante debe estar restringida, ya que los niveles en leche son similares a los niveles sanguíneos. Además de los efectos dañinos sobre el niño, elevadas concentraciones en sangre materna inhiben la evacuación de la leche de la madre. No obstante, un consumo moderado de alcohol y de forma ocasional, probablemente no tendrá efectos adversos, aunque es recomendable no tomar alcohol dos horas antes de darle el pecho al lactante.

Respecto al consumo de bebidas excitantes (café, té o refrescos con cafeína), hay que destacar que pequeñas cantidades pasar a la leche, por lo que ingestas elevadas pueden ocasionar irritabilidad en el lactante.

A la vista de esto, parece obvio que la alimentación durante la lactancia debe ser rica en energía, lípidos, proteínas y vitaminas, con el fin de que cubra las necesidades para la producción de la leche. Por este motivo, se debe conocer:

- ✓ La composición de la leche materna (que es el equivalente a conocer las necesidades del lactante).
- ✓ Los requerimientos nutricionales recomendados para que la producción de la leche no altere el estado nutricional de la madre.

Con estos datos será más fácil establecer pautas dietéticas para una lactancia sin riesgos.

**Tabla de composición de nutrientes de la leche materna**

| Nutriente | Cantidad en 100ml |
|---|---|
| Energía (Kcal.) | 70 |
| Proteínas (g) | 0.9 |
| Grasa (g) | 3.8 |
| Hidratos de carbono (g) | 6-7 |
| Vitamina A (µg) | 55 |
| Vitamina D (mg) | 0.05 |
| Vitamina E (mg ET) | 320 |
| Vitamina K (µg) | 3.4 |
| Vitamina C (mg) | 4400 |
| Tiamina (mg) | 15 |
| Riboflavina (mg) | 35 |
| Niacina (mgEN) | 170 |
| Vitamina B6 (mg) | |
| Folatos (µg) | 0.19 |
| Vitamina B12 (µg) | 0.58 |
| Calcio (mg) | 34 |
| Fósforo (mg) | 15 |
| Magnesio (mg) | 4 |

| | |
|---|---|
| Hierro (mg) | 80 |
| Zinc (mg) | 150 |
| Yodo (µg) | 6.3 |
| Selenio (µg) | 2 |

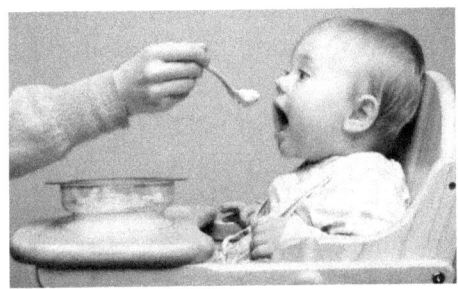

**La alimentación en la infancia**

Uno de los problemas con los que se encuentran los adultos responsables de los niños en edad escolar es la alimentación. Es una etapa donde la voluntad infantil lleva a los niños a elegir cosas, incluida la alimentación, según su percepción sensitiva: colores, sabores, textura, etc. Habitualmente los alimentos elegidos con este criterio no se corresponden con los más adecuados para el desarrollo infantil y sí con los más deficitarios en nutrientes y perjudiciales para la salud.

Hoy en día, existe una gran pérdida de los hábitos saludables tanto en la población adulta como en los escolares. En muchas ocasiones a los escolares se les proporciona los alimentos que desean o no se dedica el tiempo necesario a enseñarles a tener una buena alimentación y, en otras ocasiones porque los padres, educadores o responsables de los escolares no tienen buenos hábitos alimentarios.

Hay que destacar que los niños o escolares aprenden los hábitos alimentarios familiares, es decir, si los adultos no comen verdura, evidentemente los niños tampoco la tomarán. Esta situación de elección de alimentos poco nutritivos nos conduce a una malnutrición más o menos severa. Habitualmente el problema clínico que aparece es el desarrollo de estados carenciales, sobre todo en micronutrientes.

Esto se debe a que las fuentes alimentarias de estos nutrientes pertenecen al grupo de alimentos peor tratados por la población infantil: verduras, frutas frescas y pescados.

Las deficiencias en vitamina D, ácido fólico y zinc son las más comunes entre los escolares de las sociedades industrializadas. Otras veces se traduce en un aporte excesivo de energía que puede desencadenar la obesidad infantil, uno de los grandes problemas de la actualidad.

Así, en la sociedad actual, los objetivos de la alimentación infantil se han ampliado y ya no sólo se pretende conseguir un crecimiento óptimo y evitar la malnutrición y la aparición de enfermedades carenciales, sino también, a través de la misma, optimizar el proceso de maduración, instaurar hábitos saludables y prevenir la aparición de enfermedades de base nutricional, como la obesidad, hipertensión o diabetes tipo 2. Las citadas enfermedades, que por primera vez comienzan a evidenciarse en la edad pediátrica, afectan inevitablemente a la calidad y expectativa de vida. Este objetivo debe cumplirse por parte de los padres, educadores y demás responsables de los escolares.

La ciencia ha demostrado que la mejor edad para asimilar buenos hábitos alimentarios y de salud es en la infancia temprana, en concreto entre los 3 y los 6 años. Para demostrarlo, se han publicado estudios con una intervención nutricional a esta temprana edad, enseñando buenos hábitos alimentarios y de ejercicio físico. Los resultados muestran que pasados 3 años desde la intervención, los niños mantienen los hábitos adquiridos previamente (Céspedes, J., Fuster, V., 2013).

Por ello, enseñar a los niños o escolares a tener buenos hábitos desde edades tempranas promueve que se mantengan esos hábitos en la edad adulta, y por tanto se trata de reducir los riesgos que provocan unos malos hábitos en la salud, tanto de los niños como de los adultos.

Sin embargo, alimentar de forma saludable a los niños constituye a veces un problema y pueden existir muchas dudas a la hora de preparar los platos y los menús. Para apoyar en esta tarea intentaremos, a través de estas páginas, repasar aquellos puntos necesarios para elaborar una dieta adecuada, saludable y garantice su crecimiento y desarrollo.

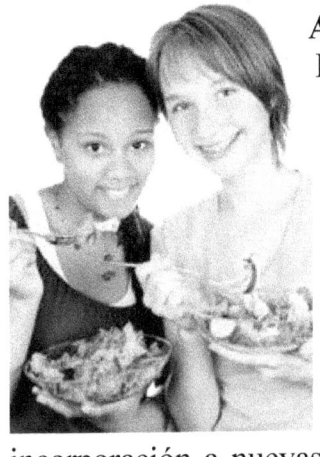

### Alimentación durante la adolescencia

La adolescencia es una etapa de la vida que supone el tránsito de la niñez a la etapa adulta y que conlleva unas connotaciones fisiológicas muy importantes y unos cambios en la maduración emocional y social.

En 1948, Spranger resumió estos cambios como el descubrimiento del yo, formación progresiva del "plan" para la vida e incorporación a nuevas esferas de la vida. El adolescente tiene que aceptar sus cambios morfológicos; tiene que buscar un nuevo concepto de sí mismo y desarrollar su autoafirmación por su necesidad de autonomía. Este periodo supone, en definitiva, el paso de niño/a a hombre/mujer, transformación que, a priori, es una de las más intensas de la vida. Todos estos cambios provocan que esta etapa se caracterice por su gran vulnerabilidad ya que pueden influir favorable o desfavorablemente en la conducta alimentaria del adolescente.

### ¿Qué papel juega la alimentación?

El papel de la alimentación es siempre el mismo: dotar al organismo de la energía suficiente y aportar los nutrientes necesarios para permitir un correcto funcionamiento y garantizar el desarrollo y crecimiento del individuo. Durante la adolescencia, dado que la mayor parte de los cambios que se producen son fisiológicos (maduración sexual, aumento del peso, aumento de la talla, etc.), los requerimientos nutricionales son muy elevados, por lo que es necesario un adecuado control de la alimentación e imprescindible asegurar el aporte suficiente, para no caer en déficit ni en carencias que puedan ser origen de alteraciones y trastornos de la salud.

Para hacer frente a las exigencias de alimentación en la adolescencia es necesario conocer los cambios fisiológicos y psicológicos que se producen en esta etapa y cómo modifican las necesidades energéticas y nutricionales. Es importante, también, saber cómo afectan estos cambios al comportamiento alimentario de los adolescentes. Por último, y quizás lo más importante, asegurarnos de que los adolescentes conocen cómo y por qué deben alimentarse bien y los riesgos que corren cuando modifican, con criterio meramente personal, las pautas y hábitos alimentarios.

Probablemente será la adolescencia la última oportunidad de aplicar normas dietéticas y consejos de promoción de la salud antes de la instauración de hábitos de la edad adulta, que (en muchos casos) ya serán definitivos.

## Necesidades de nutrientes

Es muy difícil establecer unas recomendaciones estándar para los adolescentes, debido a las peculiaridades individuales que presenta este grupo de población y a la falta de estudios y trabajos científicos que aporten luz al tema. La mayor parte de las recomendaciones se basan en las raciones que se asocian con "una buena salud", lo que a esta edad no suele presentar problemas, razón por la que se podría pensar que "da igual lo que se coma". Nada más lejos de la realidad.

Otros datos suelen proceder de estudios en animales de experimentación o de interpolaciones de datos obtenidos de estudios en grupos de adultos o niños.

Como dato anecdótico se debe recordar que las chicas de 12-14 años tienen unas necesidades nutricionales superiores a las de sus madres, y que las de los chicos de 16 ya son superiores a las de sus padres, en ambos casos asociados al crecimiento.

## ¿Cómo nos podemos orientar?

Las más recientes recomendaciones dietéticas (RDA) de la Food and Nutrition Board of the National Research Council (2010, EE.UU.) y de la Organización Mundial de la Salud (2004) para adolescentes se han establecido en función del peso, edad y sexo. Son las que más se utilizan y mejor orientan.

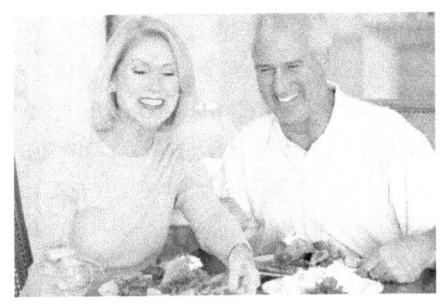

## Alimentación en la tercera edad

El envejecimiento es un proceso progresivo natural del ser humano, que cada persona experimenta con diferente intensidad. Es difícil establecer el comienzo de esta etapa de la vida en función exclusiva de la edad, debido a la creciente longevidad que se observa en las sociedades occidentales. En la actualidad, se considera que se podría hablar de vejez cuando se han producido el 60% de las modificaciones fisiológicas atribuibles a la edad.

Existen muchas teorías sobre el envejecimiento, dado que hoy en día se desconocen los mecanismos por los cuales se produce. Estas teorías se agrupan en: teorías evolutivas, teorías moleculares, teorías celulares y teorías sistémicas. La teorías más comentada en la actualidad es la *Teoría sobre el estrés oxidativo*, la cual se fundamenta en la oxidación de los biosistemas del organismo que expuestos a las inclemencias del oxígeno provocan la acumulación de compuestos tóxicos.

Otras teorías se basan en la acumulación de mutaciones o del acortamiento de los telómeros (una parte del ADN de nuestras células).

No obstante, se considera que una persona es anciana a partir de los 65 años, reservando el término de muy anciano para las que superan los 80. El aumento de la longevidad y, consecuentemente, la expectativa de vida se atribuyen a la mejora de los estándares de nivel de vida, a la disminución de la mortalidad infantil y a una mejora de los cuidados médicos. En este último grupo de causas, la nutrición juega un papel muy importante. A su vez, este aumento en la longevidad viene condicionado por la aparición de enfermedades como hipertensión, diabetes, etc. Se estima que el 65% de la población entre 65 y 84 años sufren enfermedades crónicas.

El envejecimiento produce unas modificaciones en el organismo que se caracterizan principalmente por cambios físicos y psicosociales. En concreto, los cambios físicos se producen por el propio deterioro del organismo con el paso de los años y se caracterizan por una pérdida en la sensibilidad de los sentidos, pérdidas dentales que dificultan la masticación, problemas al tragar los alimentos, dificultad al moverse, etc.

Como consecuencia de estos cambios físicos, la alimentación puede verse disminuida y puede desencadenar en un mal estado nutricional y de salud. En casos en los que esta situación se prolongue, puede dar lugar a la aparición de desnutrición y su calidad de vida puede verse comprometida. Por todo ello, mantener una buena alimentación adaptada a cada individuo durante la vejez es de vital importancia.

Además de los cambios físicos, también se enfrentan a cambios psicosociales, en los cuales se enfrentan a cambios en su vida personal y del medio que les rodea. Así las pérdidas familiares, la jubilación y el aislamiento tanto social como en ocasiones familiar son los principales cambios a los que se enfrentan.

El constante aumento en la población de personas mayores de 65 años y los cambios a los que se enfrentan, ha desencadenado una creciente preocupación por un envejecimiento en las mejores condiciones de salud. En cualquier caso, para poder actuar mejor desde un punto de vista nutricional es importante conocer:
- ✓ ¿Cuáles son los cambios que aparecen con la edad y que afectan a la alimentación?
- ✓ ¿Cuáles son los requerimientos nutricionales?
- ✓ ¿Qué ocurre con la salud nutricional de los mayores en la sociedad actual?
- ✓ ¿Cómo se debe actuar a la hora de establecer una dieta?

**Cambios físicos que aparecen con la edad y que afectan a la nutrición**
El envejecimiento afecta de forma muy importante y a veces de forma severa a los procesos de la digestión, absorción, utilización y excreción de nutrientes. Por ello, es importante adecuar las

estrategias nutricionales y los métodos de preparación de los alimentos a las personas o colectivos de avanzada edad.

Parece claro que aunque el tiempo pasa igual para todo el organismo, no todos los órganos sufren sus efectos de la misma forma. Hay características funcionales y comportamentales como la frecuencia del pulso en reposo o los rasgos de nuestra personalidad que suelen cambiar poco con la edad. Por el contrario, hay funciones fisiológicas que sufren importantes modificaciones, la mayor parte de ellas debidas a las enfermedades y trastornos de la salud que se dan a lo largo de la vida.

Constituyen claros ejemplos de esta última situación las secuelas de un infarto de miocardio (insuficiencia cardiaca) o la demencia posterior a procesos infecciosos agudos, así como la pérdida de movilidad en las extremidades, etc.

Por último hay que tener en cuenta los cambios que sólo obedecen al paso del tiempo y que tienen carácter universal, progresivo e irreversible:
- Aclaramiento renal de la creatinina.
- Cambios en la composición corporal; disminuye la masa magra y aumenta el porcentaje de grasa. Este hecho se ha relacionado con la hipertensión, alteraciones biliares, hiperlipemias (aumento del colesterol y triglicéridos en sangre), etc.
- También disminuye la masa ósea, especialmente en las mujeres en los dos años siguientes a la menopausia, como consecuencia de este fenómeno existe mayor riesgo de osteoporosis en estas edades.
- También se produce una disminución del agua corporal total lo que provoca que las personas de edad avanzada sean más susceptibles a la deshidratación. Esta disminución del agua corporal provoca que algunos procesos se vean afectados como los procesos relacionados con la dilución, como puede ser la administración de medicamentos que se disuelven en

agua (hidrosolubles), la administración de diuréticos y a la regulación térmica.

Todos estos cambios, independientemente de su origen, afectan de una forma u otra a la fisiología de la nutrición y/o a la alimentación. A consecuencia de ello aparecen problemas de salud a los que hay que dar solución clínica; por lo que es preciso conocer en mayor detalle los cambios que más afectan al binomio alimentación-nutrición. Veamos algunos

**Cambios sensoriales**
La disminución de la percepción sensorial forma parte del proceso del envejecimiento afectando a más del 50% de la población mayor de 65 años.

Son muy frecuentes los cambios en el gusto, olfato, oído, etc., debido fundamentalmente a la atrofia de las papilas (proceso que comienza alrededor de los 50 años). Existen múltiples factores presentes en la población anciana que contribuyen directamente a la percepción del gusto y el olfato, ambos sentidos están muy implicados en la ingesta ya que nos dan el sabor y los olores característicos de los alimentos y hacen que los platos sean más apetecibles. Estos factores son:
- La presencia de enfermedades crónicas: sinusitis crónica, enfermedades neurodegenerativas, diabetes, etc.
- La ingesta de múltiples medicamentos.
- La salud bucodental.

Por ello, dada la disminución de las funciones gustativas y olfativas en los ancianos con frecuencia se asocia a un aumento del consumo de alimentos muy salados o dulces para potenciar la sabor de los alimentos, hecho que puede tener consecuencias como el empeoramiento del control de la glucemia (azúcar en sangre) o de la hipertensión arterial ((Rico Hernández, M. A., 2011).

Así hay que prestar especial interés y cuidado al consumo de estos alimentos, y realizar cambios en la alimentación que se adapten a su situación ofreciéndoles alimentos con sabores agradables sin comprometer su salud.

Por ejemplo, en el caso de que la persona padezca diabetes hay que controlar el consumo de azúcar, a pesar de que haya perdido la sensibilidad en el gusto y que quiera tomar dulces o productos de repostería; debe evitar el consumo de estos alimentos. Por otra parte, las personas que padezcan hipertensión, deben prestar especial atención a los productos con mucha sal, como los embutidos o los productos precocinados.

### Cambios gastrointestinales

Nos referimos a los cambios que afectan al apetito, a la capacidad de digerir y a absorber nutrientes.

En las personas de edad, la normal **respuesta al apetito** se altera como consecuencia de las variaciones en determinadas hormonas y metabolitos (opiáceos, colecestoquinina). Se sabe que el riesgo de anorexia en este grupo de población es muy alto y la frecuencia con la que aparece también. Esta situación puede llevar a estados de malnutrición más o menos severos que generen o agraven diferentes enfermedades. Es la malnutrición proteico-energética la que se da con mayor frecuencia.

Uno de los grandes problemas de esta población y que afecta directamente al proceso de la digestión es la **pérdida de piezas dentales**. De todos es sabido que la parte de digestión que se lleva a cabo en la boca es muy importante.

En esta fase los alimentos quedan parcialmente digeridos por las secreciones bucales, troceados y triturados para facilitar la digestión. Es necesario mencionar que las secreciones bucales están disminuidas por lo tanto el proceso de triturado y troceado tiene gran importancia. La ausencia de piezas dentales obliga a limitar la trituración bucal con lo que las digestiones se vuelven más difíciles y molestas. Todo esto redunda en que los ancianos, suele elegir unos alimentos y rechazar otros de manera que en este proceso de selección pueden perder capacidad nutritiva.

Se observa una paulatina **disminución de las secreciones digestivas**. Varios estudios han puesto de manifiesto que con la edad, la actividad secretora de las diferentes glándulas implicadas en la digestión, disminuye su función. Esta disminución es consecuencia de una reducción en la cantidad que se segrega y también de una aminoración de su actividad. Se ha comprobado que la actividad enzimática de las glándulas salivales, gástricas, pancreáticas e intestinales disminuye. Parece ser la secreción biliar la menos afectada.

La **mala absorción** de determinados elementos es otro de los caballos de batalla. Los que más sufren, en este sentido, son el calcio y el hierro. Este problema parece deberse a que con la disminución de las secreciones gástricas, en el tubo digestivo se pierde acidez, lo que permite el crecimiento de determinada flora bacteriana que secuestra minerales como el calcio o el hierro, y vitaminas (B12) de forma que no pueden ser absorbidos.

También se ha comprobado que a cierta edad disminuye la motilidad intestinal, la superficie intestinal útil para la absorción y la capacidad de transporte de nutrientes desde el intestino hasta los tejidos. Todo esto eleva mucho el riesgo de trastornos de la salud que se traducen en anemias, diarreas, mala absorción, etc. (Álvarez Guerra, O. M., 2010; Grassi, M., 2011).

**El estreñimiento** aparece como otro de los graves problemas a los que se enfrenta la población de cierta edad. De hecho afecta a más del 50%. En este problema intervienen varios factores; ya se ha comentado la disminución de la motilidad intestinal probablemente debido a la atrofia de la musculatura propulsora (musculatura que mueve los alimentos en el intestino hacia adelante), la disminución de la mucosidad intestinal (por la disminución de la secreción), a esto se puede sumar la insuficiente cantidad de fibra en la dieta, la falta de ejercicio físico regular y la deshidratación. Todo esto hace que la frecuencia de este cuadro sea muy alta.

**Cambios metabólicos**
Uno de los cambios metabólicos más significativos es la intolerancia a la glucosa en personas que no han sido diabéticas. Esto se traduce en una alteración en el metabolismo de los hidratos de carbono. Se ha

comprobado que los niveles de glucemia en ayunas aumentan en 2 mg/dl cada diez años a partir de los cuarenta y la glucemia postprandial (elevación de la glucosa en sangre después de una comida), en 8-15 mg/dl también cada 10 años.

Esta alteración se atribuye a varios factores como una disminución en la producción de insulina por parte del páncreas, malos hábitos alimentarios y sedentarismo, etc.

Se ha estimado la prevalencia de diabetes mellitus en ancianos institucionalizados llegando a un 26%, lo que se traduce en una alta prevalencia (Durán Alonso, J. C., 2012),

**Cambios en el sistema cardiovascular**
Este sistema sufre una serie de cambios que se relacionan menos con la alimentación que los vistos hasta ahora. El principal problema que se produce es el endurecimiento de las paredes arteriales. Se debe, por un lado, a la pérdida de elasticidad del tejido arterial y venoso y que se puede considerar propio de la edad. Y, por otro, puede ser consecuencia de una dieta rica en grasa.

Sea por el motivo que fuere, esta situación produce una elevación de la presión arterial (hipertensión), factor a tener muy en cuenta para establecer una dieta.

Otra alteración que afecta al sistema cardiovascular es la concentración de colesterol en sangre, y que en las personas de avanzada edad suelen estar elevados. También es éste un factor importante en el diseño de dietas.

**Cambios en el sistema renal**
La función renal disminuye aproximadamente en un 50% entre los 30 y los 80 años. Este problema afecta aproximadamente a un 75% de la población adulta. La consecuencia más directa es la excesiva excreción de proteínas y electrolitos por orina, de forma que el equilibrio hidrosalino se altera, se producen edemas y además la pérdida proteica lleva, en muchos casos, a malnutrición proteica.

## Cambios músculo-esqueléticos

Ya ha sido comentada la tendencia a sustituir la masa magra (músculo), por masa grasa y que es consecuencia de la edad. Hay una pérdida global de proteínas que se manifiesta tanto a nivel muscular como visceral. La función renal acusa también estos cambios (ya se ha comentado). Otro grave problema es la pérdida de la densidad ósea y el consecuente aumento del riesgo de osteoporosis, enfermedad muy frecuente entre la población femenina de cierta edad.

## Cambios neurológicos

Quizás sean estas alteraciones las más asociadas a esta etapa de la vida. Parkinson y Alzheimer son, junto con la demencia senil, las enfermedades más relevantes y que condicionan de manera muy severa el desarrollo de la vida de los ancianos a todos los niveles.

Es desconocido el mecanismo por el que se desarrollan y son numerosos los trabajos que se realizan para poder conocer su origen y consecuentemente su curación o bien conseguir paliar en lo posible los trastornos que producen. El efecto de estos trastornos sobre la alimentación varían mucho y pueden ir desde la simple manifestación de manías o "rarezas", hasta trastornos que incapacitan a la persona para comer por sí sola, de manera que es necesario introducir alimentación artificial (enteral o parenteral).

## Cambios inmunológicos

En este sentido, el cambio se manifiesta como disminución de la función inmune global. Es decir, disminuye la capacidad de defensa natural de forma que los agentes infecciosos pueden atacar más fácilmente.

Las barreras de defensa natural son más débiles e incluso, en determinadas situaciones desaparecen y el sistema que proporciona defensa al organismo mediante el ataque a los agentes externos está mermado en cantidad y calidad. Esta situación explica la gran prevalencia de enfermedades en esta etapa de la vida.

## Cambios en las necesidades energéticas

Otro de los cambios importantes radica en la menor necesidad de energía, debido a que disminuye el gasto energético basal (la energía que gasta el organismo al día para mantenerse vivo). Entre los 30 y los 90 años se produce una disminución del 20% del gasto energético (Mataix, 2009).

Se han establecido varios motivos por los que disminuye la necesidad de energía

- Cambios en la composición corporal: se produce una disminución de la masa magra, principalmente una disminución de la masa muscular que es un tejido metabólicamente más activo y que por tanto necesita más energía para funcionar. Y por otro lado, se produce un aumento de la masa grasa, que necesita menos energía para funcionar.
- Descenso de la actividad física, con la consecuente disminución de gasto de energía. Se acepta que la disminución del gasto energético total es aproximadamente un 6% entre los 50 y 75 años.

Después de los 75 años, se produce otra caída del gasto energético de similar magnitud. Las 2/3 partes de estas caídas se atribuyen a la reducción de la actividad física y la parte restante a los cambios en la composición corporal (Mataix, 2009).

## Elaboración de una dieta para personas mayores

Una dieta para ancianos debe asegurar una buena disponibilidad de nutrientes, unas preparaciones culinarias agradables y un marco físico acogedor y sin tensiones. Hay que tener en cuenta lo siguiente:

✓ Las dietas serán sencillas y de fácil preparación.
✓ Los alimentos tendrán una presentación vistosa y agradable.
✓ Fraccionar la dieta en 4 ó 5 comidas diarias.
✓ La última comida será de carácter ligero.
✓ Los líquidos y los zumos constituirán una sola toma o se suministrarán entre comidas. Es preferible el consumo de cantidades moderadas de agua mineral sin gas con las

comidas, aunque se permite la ingesta de una pequeña cantidad de vino tinto (un vasito), si forma parte de las costumbres del anciano y no existe contraindicación médica.

✓ Se debe moderar el consumo de café y de bebidas excitantes (al igual que en los adultos, no se recomienda superar la ingesta de 2 tazas de café diarias).

✓ No se debe abusar de licores y bebidas edulcoradas.

✓ El momento de la ingesta ante todo debe ser un acto de convivencia y relación social. Es importante que los alimentos sean vehículo de salud y que su degustación se realice dentro de un marco de armonía.

✓ Mantener en lo posible los hábitos y gustos personales.

# CAPÍTULO V

## LA ALIMENTACIÓN Y LAS ACTIVIDADES DEPORTIVAS

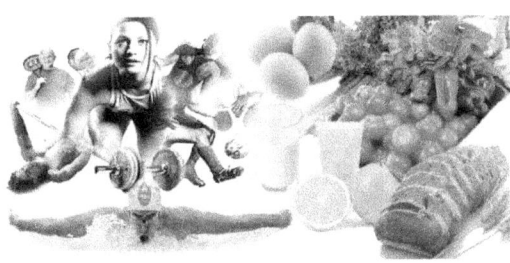 Cuando uno habla de "alimentación y deporte", lo primero que se le ocurre es pensar en comer lo mejor posible para así desarrollar una actividad extra sin sufrir agotamiento físico. Sin embargo, no es tan sencillo: aunque comamos un día bien, seguiremos sin ser capaces de correr los 100 metros lisos sin caer en estado de fatiga. Es más, la alimentación y el deporte deben recorrer juntos un largo camino para llegar al podio o simplemente para sentirse bien. Asimismo, hay que tener en cuenta que, además de recorrer unos caminos juntos, la alimentación y el deporte deben estar relacionados. Es decir, no todos los deportes llevan asociado el mismo tipo de alimentación. Se deben hacer diferencias según una serie de características como tipo de acto deportivo, aeróbico o no, características del deportista, etc.

La alimentación del deportista no sólo debe nutrir las células del organismo para que éste se desarrolle y mantenga, sino que, además, debe cubrir el gasto derivado del esfuerzo extra. También, como en otros aspectos de la vida, la alimentación del deportista se ve rodeada de ciertos matices que, si bien benefician en algunos casos, son muy perjudiciales en otros.

Independientemente de la variabilidad individual, la utilización de los sustratos se relaciona con el tipo de actividad física. En especial, se relaciona con dos factores: **la intensidad** del ejercicio y la **duración** del mismo. Ambos factores se condicionan mutuamente, es decir, a una intensidad grande la duración tiene que ser obligadamente pequeña, mientras que, con intensidades bajas, el ejercicio correspondiente se puede mantener durante más tiempo.

Cuando se practica un deporte con cierta intensidad, el metabolismo tiene que adaptarse a la nueva situación, por lo que las necesidades de nutrientes cambian significativamente. Vamos a ver cómo afecta la actividad deportiva a los requerimientos de cada uno de los nutrientes esenciales.

## Agua y electrolitos

El ejercicio físico aumenta el metabolismo corporal de un 5 a 10 veces por encima del gasto energético basal. Aproximadamente del 70 % al 90 % de esta energía es liberada en forma de calor, provocando así la sudoración cuya finalidad es regular la temperatura corporal.

Además, las condiciones climáticas, la vestimenta y la intensidad del ejercicio influencian la tasa de sudoración, que es uno de los síntomas característicos de la realización de ejercicio físico.

La cantidad de agua que se llega a perder puede ser lo suficientemente importante como para llegar a la deshidratación si no se actúa correctamente. Por tanto, la reposición de líquidos debe ser una de las principales preocupaciones de los preparadores físicos y de los deportistas.

Existe una creencia, cada día más en entredicho, que aconseja beber líquidos con elevado contenido salino para aumentar el rendimiento, lo que no parece una idea muy correcta.

Sí se sabe que la sudoración supone pérdida de agua y de diferentes electrolitos: cloro, sodio, potasio, calcio, magnesio, etc. Por lo tanto, la reposición hídrica no puede sólo consistir en reponer agua y sal, además debe introducir el resto de electrolitos, cuya misión dentro de la actividad deportiva está bastante definida:

| | |
|---|---|
| **Potasio** | Función muscular<br>Almacenamiento de glucógeno<br>Equilibrio hídrico |
| **Sodio** | Equilibrio hídrico<br>Activación enzimática |
| **Calcio** | Activación de nervios y músculos<br>Contracción muscular |
| **Magnesio** | Activación enzimática<br>Metabolismo de proteínas<br>Función muscular |
| **Fósforo** | Formación de ATP |

La importancia de los minerales obliga a ser muy cuidadosos con objeto de asegurar las necesidades mínimas, motivo por el que es muy importante respetar las RDA (Recomendaciones Dietéticas Aconsejadas). También se recomienda que se tomen en cantidad suficiente a través de una dieta sana, equilibrada y variada, adecuada al deportista, y que solo se utilicen compuestos tipo "suplementos vitamínicos" en caso de necesidad.

Aunque con las cantidades recomendadas por la RDA se cubren las necesidades generales, en la dieta del deportista hay que tener en cuenta otras particularidades directamente dependientes del acto deportivo:
- ✓ La duración de la prueba.
- ✓ La intensidad con la que se practica.
- ✓ Las condiciones climáticas externas (temperatura y humedad).

Estas condiciones marcan el momento y la cantidad en la que se deben aportar las raciones adecuadas. El objetivo es cubrir las pérdidas "extra" que se produzcan. Como dato indicativo, se admite que con un trabajo corporal intenso en un clima moderado, la pérdida de agua es de aproximadamente 1-1,5 l/hora.

En individuos entrenados y aclimatados pueden mantener tasas de sudoración mayores a 2 L/h durante varias horas, cuando realizan ejercicio en condiciones calurosas y húmedas. Incluso se han realizado estudios para cuantificar la pérdida de peso por sudor en deportes acuáticos, observando que en uno de los casos se produjo una pérdida de peso del 2,1% (valor que compromete el rendimiento del deportista) y en otros dos casos se produjo una pérdida de peso del 1,5%, lo que constituye una situación de riesgo.

Por ello, se concluyó que incluso en los deportes acuáticos, existe la pérdida de peso por sudoración y el riesgo de sufrir deshidratación está presente (Napoli, O., 2011). concentraciones de 4% a 8% para eventos de ejercicio intensos que duran más de 1 hora, en los ejercicios físicos de intensidad moderada y con una duración menor de 1 hora, la rehidratación puede llevarse a cabo con agua.

La sensación de sed no es un buen indicador de los requerimientos de agua corporales. En general la sed no se percibe hasta que la persona ha perdido una cantidad de agua correspondiente al aproximadamente 2% del peso corporal.

Las normas a tener en cuenta para conseguir un aporte adecuado de líquidos en un acto deportivo son las siguientes:
  ➢ Asegurar que se compensan las pérdidas, sobre todo en deportes de resistencia (dada su larga duración).
  ➢ Rechazar el suministro de tabletas de sal aisladas.
  ➢ Beber líquido sin una cantidad de sal adecuada (agua del grifo, té, refrescos, etc.) es poco acertado, ya que puede ocasionar una mayor pérdida de electrolitos y producir "rampas musculares".

**Hidratos de carbono**
Es la principal fuente de energía para el organismo debido a su **alta rentabilidad**. Es decir, para descomponer una molécula de glucógeno es necesaria poca energía y como resultado de la descomposición se obtiene mucha energía que el organismo puede utilizar.

No ocurre lo mismo con lípidos y proteínas. Se almacenan en forma de glucógeno en el músculo y en el hígado. Sin embargo, la "despensa" de la que dispone el organismo es muy reducida. Es decir, la capacidad de almacenamiento es pequeña y, por lo tanto, las posibilidades de que se agote la fuente son muchas si no se cuenta con un aporte externo adecuado. Las dos "despensas" orgánicas son el hígado y el músculo, y en el acto deportivo la utilización de una u otra es importante, ya que tienen funciones diferentes:

**El glucógeno del hígado** regula la concentración de glucosa en sangre, y es esta glucosa la que alimenta el cerebro de forma constante (el cerebro no dispone de reservas y sólo puede utilizar glucosa como fuente de energía). Si el cerebro está bien alimentado funciona bien, lo que garantiza la capacidad de concentración y un buen estado de ánimo.

Por su parte, **el glucógeno muscular** debe abastecer las necesidades del músculo para llevar a cabo el trabajo derivado del desarrollo de la actividad deportiva.

Aumentar la capacidad de estas reservas es una de las batallas de los entrenadores y deportistas. Pero, ¿se pueden aumentar? Hay autores que opinan que sí. A este proceso se le llama **"Carga de glucógeno"** y se consigue con el entrenamiento y manipulación de la dieta:

**Se estructura en tres fases:**
1. Disminución de la reserva de glucógeno de los músculos afectados (al mínimo). Se acompaña de una dieta pobre en hidratos de carbono y entrenamiento fuerte.
2. Tres días de dieta muy rica en hidratos de carbono con entrenamiento ligero.
3. Ingesta elevada de hidratos de carbono el día anterior al evento deportivo.

En la primera fase de este proceso hay que tener cuidado con las hipoglucemias (bajadas de azúcar). Es por ello que la disminución debe ser gradual. Además, se pueden aunar sesiones largas de entrenamiento con una dieta que contenga 500-600 mg de HC. Está comprobado que mediante este procedimiento se aumenta la reserva glucídica en un 20%-40%.

En la dieta del deportista se aconseja que entre un 60%-70% de las calorías consumidas diariamente procedan de hidratos de carbono, debido a su gran importancia. En una dieta de 3.000 kcal., aproximadamente, 1.900 kcal. deben proceder de hidratos de carbono. Para asegurar estas cantidades, tras cada entrenamiento se han de aportar unos 405 g de carbohidratos.

Aunque parezca una cantidad demasiado alta, se puede conseguir con una mezcla de alimentos similar a la del ejemplo a continuación propuesto para cada comida importante (tres comidas), así como en las dos de acompañamiento (comidas intermedias).

| | |
|---|---|
| 1 porción de arroz integral de 50 g ó 200 g de patatas ó 60 g de pasta integral | Aprox. 8 g de carbohidrados |
| 200 g de guisantes o zanahorias | 24 g de carbohidratos |
| 150 g de guisado de ave | 11 g |
| 150 g de mezcla de frutas en almíbar | 23 g |
| 200 ml de zumo de manzana | 12 g |
| **TOTAL:** | **108 g** |

Para el deportista también es importante saber que no todos los hidratos de carbono son iguales. Existen diferencias entre unas moléculas de hidratos de carbono y otras, según su posibilidad de ser utilizadas por el organismo, y el tiempo que pasa desde que se toman hasta que pueden ser utilizadas: las de absorción lenta y absorción rápida y que es lo que se conoce como "índice glucémico", según el cual se pueden dividir en:

- **Azúcares de IG elevado**: (glucosa, maltosa, poliglucosa, puré de patatas, arroz blanco, pasas). Son azúcares simples y de rápida absorción por parte del intestino, o complejos pero compuestos por almidones fáciles de hidrolizar. Es muy útil su ingesta durante el ejercicio, aunque exponen a posibles hipoglucemias (disminución de los niveles de glucosa en sangre) al prolongarse el ejercicio.

- **Azúcares con IG medio o bajo**: (sacarosa, fructosa, arroz integral, patatas, batatas, legumbres, pan integral). Su absorción intestinal es lenta o sus almidones son ricos en almilosa poco gelatinizada y pobres en amilopectina más difícilmente atacables por las amilasas. Son los mejores para pruebas que se desarrollan en periodos de tiempo prolongados.

## Lípidos o grasas

Son menos rentables energéticamente que los hidratos de carbono, pero tienen mayor disponibilidad, debido a que el organismo dispone de una "gran despensa". Son el mejor combustible en pruebas de larga duración. La energía procedente de los lípidos se utiliza una vez agotada la procedente del glucógeno.

Se almacenan en el tejido adiposo en forma de triglicéridos (moléculas compuestas por ésteres de glicerol y tres moléculas de ácido graso). Estos ácidos grasos pueden ser saturados e insaturados (mono y poliinsaturados). Los lípidos, además de suministrar energía, constituyen la fuente indispensable para el aporte de vitaminas liposolubles A, D y E. No obstante, estas ventajas no deben inducir a una dieta rica en grasas para los deportistas. La ingesta de grasa debe representar de modo general alrededor del 30% de las necesidades energéticas diarias, excepto en los deportes de resistencia, que se puede llegar al 35%. También se recomienda sean grasas de calidad, procedentes de aceite de oliva, frutos secos y pescados grasos, evitando las grasas saturadas procedentes de carnes rojas, mantequillas y natas.

Es importante saber que una dieta rica en grasa hace disminuir el almacenamiento de glucógeno, con la consiguiente disminución de la capacidad de potencia. Tampoco están demostradas las tesis que sostienen que las dietas con modificación lipídica mejoran la fluidez de las membranas y agilizan la transferencia transmembranar. Sí se ha comprobado, en algunos casos, que las membranas se hacen más frágiles debido a los radicales libres producidos en el ejercicio intenso.

**Proteínas**

El deportista suele tener mayores requerimientos proteicos, no solo por la cantidad de masa muscular, sino porque hay un mayor grado de ruptura de proteínas musculares durante el ejercicio físico. Por ello, las demandas proteicas son superiores a la población general, dependiendo de la modalidad deportiva y de la masa muscular, varía entre 1,2 y 1,7g de proteínas/kg/día. Teniendo en cuenta que las recomendaciones para un individuo normal son de 0,8g/kg/día, se está recomendando para deportistas un 20% más de proteínas.

Así, los individuos que realizan un ejercicio físico regular necesitan más proteínas que los individuos con hábitos sedentarios (Campbell B., 2007). Aún así, el consumo actual de proteínas está por encima de la media, aproximadamente entre 1,1 y 1,3g/kg/día, por tanto, para ciertas modalidades no sería necesario consumir más proteínas.

Las proteínas, a diferencia de los carbohidratos y las grasas, son un componente estructural no energético:

- ✓ Forman una parte importante en la composición de las membranas celulares.
- ✓ Son proteínas la miosina y la actina, fundamentales en la contracción muscular.
- ✓ Forman parte de hormonas peptídicas.
- ✓ Intervienen en el transporte de hormonas y de diferentes sustratos.
- ✓ Están implicadas en la defensa inmunitaria del organismo.

La **deficiencia de proteínas** en la dieta del deportista puede provocar:

- Disminución de la capacidad de resistencia mental y corporal.
- Insuficiente formación de proteínas corporales, con la consiguiente pérdida/desgaste muscular.
- Actividad enzimática disminuida, con la consiguiente ralentización de los procesos metabólicos.
- Menor resistencia a infecciones.

Hay dos **características de las proteínas** que las hacen especialmente importantes para el deporte:

> ➢ Su participación, como enzimas, en todas las reacciones metabólicas, incluidas la síntesis/degradación de hidratos de carbono, lípidos, etc.
> ➢ Su escasa participación como sustrato energético. Sólo funcionan como tal cuando las reservas de carbohidratos y lípidos se agotan a consecuencia de una dieta poco adecuada al acto deportivo.

En la evaluación de necesidades, en el caso de las proteínas hay que tener en cuenta la importante acción dinámica específica. Es decir, el gasto energético que supone para el organismo digerir una cantidad determinada de proteínas (baja rentabilidad). Para corregir esta situación se recomienda, en la dieta del deportista, que el alimento rico en proteínas (carne, pollo, pescado, huevos, embutidos magros, lácteos y derivados) se tome en porciones pequeñas y combinadas con otros alimentos que aumenten su digestibilidad.

Las **recomendaciones medias de proteína**s son las siguientes:

| Actividad | Proteínas/kg peso |
|---|---|
| Adultos no deportistas | |
| Deportistas de resistencia | 0.8-1 g |
| Deportistas de resistencia y velocidad | 1,2-1,5 g |
| | 1,5-1.7 g |
| Deportistas de fuerza | 1,5-2.0 g |
| Deportistas durante el entrenamiento de fuerza | 2.3-3.0 g |

Para asegurar que se aporta la cantidad adecuada de proteínas para cubrir los requerimientos, es importante conocer su valor biológico y llevar a cabo una buena selección.

El valor biológico de las proteínas indica la cantidad, en gramos, de proteínas que se pueden formar en el organismo a partir de 1 g de proteína tomada a través de los alimentos.
Como ejemplo citaremos que:

- Un litro de leche entera tiene aproximadamente 35 g de proteínas, que pueden formar 35 g de proteínas corporales. Esto quiere decir que la relación es aproximadamente 1/1, lo que indica un valor biológico muy alto.
- No se recomienda elegir un solo alimento como fuente de proteínas, por muy alto valor biológico que éstas tengan. Es preferible una buena selección de alimentos para asegurar la variedad de la procedencia y también la variedad del origen (animal y vegetal). El valor biológico de algunas proteínas vegetales, como la soja, es superior al de la carne.
- Para aumentar el valor biológico se recomienda tomar alimentos mezclados como cereales/legumbres, leche/cereales, etc.

Por último, debemos destacar que un consumo excesivo de proteínas conduce a efectos claramente negativos como la mayor producción de urea y ácidos no metabolizables, que aumentan las necesidades de agua para su excreción. Además, la acidosis consiguiente debido a estos últimos compuestos, conduce a movilizar el calcio procedente de los huesos para compensar este efecto.

**Micronutrientes**
En general, se puede decir que todas las vitaminas están aumentadas en los individuos que llevan a cabo una actividad física de cierta magnitud y con frecuencia, aunque en la actualidad se está lejos de poder cuantificar esta necesidad y mucho menos dentro de cada modalidad deportiva.

Aun así, si se lleva una alimentación (para deportistas habituales o cualquier otra persona, no deportistas de alto rendimiento) equilibrada y adecuada en cantidad y calidad respecto de energía y macronutrientes, también es adecuada y equilibrada respecto de los micronutrientes.

Las RDA en cantidades de nutrientes son las mismas para un deportista que para una persona de la misma edad, sexo y peso. No obstante, sí se pueden hacer más precisiones con algunos de ellos.

Sólo en los casos de deportistas con dietas de restricción calórica (gimnastas), está recomendado el aporte de suplementos para compensar el posible déficit. En los deportistas, en general, no existen bases que justifiquen las "megadosis" de vitaminas.

**Aspectos particulares:**
- **Tiamina, riboflavina y niacina (vitaminas B1, B2 y B3):** las ingestas recomendadas están en proporción al gasto energético total, aplicándose los mismos valores de referencia que a la población general.
- **Vitamina B6:** se relaciona con la proteína ingerida, siendo concretamente la ingesta recomendada de 1,6µg/g de proteína.
- **Vitamina A, C y E y betacaroteno:** dado el posible estrés oxidativo que genera la realización del deporte, se recomienda asegurar una buena ingesta de estas vitaminas que poseen carácter antioxidante.
- **Calcio:** el calcio es determinante en la solidez del esqueleto, que interviene de forma decisiva en la resistencia a los traumatismos (macro y micro). Cobra especial importancia en los deportistas adolescentes cuyos requerimientos son mayores al estar en fase de crecimiento. También hay que asegurar la cantidad en las/los deportistas con dietas de restricción calórica. En estos casos, el médico debe asegurar, mediante diferentes pruebas, la correcta evolución del estado mineral óseo.
- **Hierro:** se observan carencias de hierro, generalmente, en corredores de larga distancia, en las mujeres y en los que practican deportes colectivos de manera profesional con muchas sesiones de entrenamiento. Esta deficiencia se debe a varios factores: escasa absorción intestinal, insuficiente aporte, aumento de las pérdidas. Se aconseja asegurar un aporte de unos 10 mg/día en el adulto y se puede aumentar en periodos de entrenamiento intenso o de competición hasta un máximo de 30 mg/día.

# CAPÍTULO VI

## PROBLEMAS NUTRICIONALES

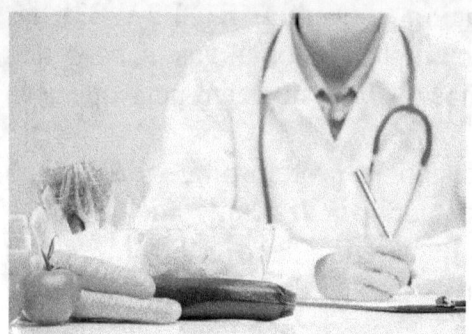 La producción mundial alimentaria es suficiente para proporcionar una dieta adecuada a todos los habitantes del planeta. Pero a pesar de ello hay notables diferencias entre los países desarrollados y los países en vías de desarrollo en cuanto a la oferta y consumo de alimentos.

En los países pobres, debido al déficit parcial o total de nutrientes por la escasez alimentaria, la malnutrición energético-proteica es la causa más frecuente de hipocrecimiento. Las principales causas de muerte y la patología dominante en dichos países están directamente relacionadas con el consumo de dietas de valor calórico insuficiente y bajo contenido de nutrientes específicos.

Debe recordarse que la malnutrición, con independencia de otros condicionantes, es en la actualidad un problema universal que incide sobre todo en los países pobres y en estratos específicos poblacionales de los países ricos.

La sobrealimentación, característica de los países industrializados o desarrollados, se relaciona actualmente con el incremento de enfermedades cardiovasculares, obesidad, neoplasias, caries e incluso con otras enfermedades que, presentándose en forma de trastornos psicológicos y anomalías del comportamiento ocasionan problemas muy graves de salud, como es el caso de los trastornos del comportamiento alimentario (anorexia nerviosa y bulimia). Todas ellas constituyen las enfermedades de la sociedad de la abundancia.

## Enfermedades cardiovasculares

La causa más frecuente de reducción de riego sanguíneo es la *arteriosclerosis*, que consiste en un depósito de lípidos (que puede empezar ya en la infancia), sobre todo colesterol y ésteres de colesterol, en la pared arterial, una infiltración de leucocitos y una hipertrofia e hiperplasia (aumento de número y tamaño) de las fibras musculares lisas de la pared vascular.

Con el tiempo, estas lesiones crecen, se calcifican y se endurecen, con lo que disminuye la luz del vaso arterial afectado comprometiendo así la irrigación del tejido, pudiendo llegar un momento en el que el estrechamiento sea tan importante que aquél tejido no reciba la cantidad de sangre necesaria y muera.

Estudios epidemiológicos vienen demostrando la relación entre dieta, niveles plasmáticos de lípidos y arteriosclerosis. Los factores más implicados son, por este orden:
  ➢ La grasa saturada, la grasa total de la dieta.
  ➢ El colesterol de la dieta.
  ➢ Las calorías totales.
  ➢ La fibra dietética.
  ➢ Los antioxidantes.

Evidentemente otros factores no dietéticos influyen mucho en la aparición de dicha patología como la hipertensión arterial, la diabetes, el consumo de tabaco, el estrés, etc.

Desde hace décadas se ha ido poniendo de manifiesto los niveles elevados de colesterol de los niños debido a algunos alimentos, tomados habitualmente por los niños y jóvenes como golosinas, meriendas y snacks ("chucherías") que son muy ricos en grasa saturada y a veces en colesterol.

## Neoplasias

En los países industrializados el cáncer causa el 25% de las muertes y se considera que el 40% de los cánceres en hombres y el 60 % de las mujeres, pueden ser atribuidos a la dieta. Los cánceres de mama, colon y próstata, son más frecuentes en los países desarrollados. El riesgo de su aparición se ha relacionado fundamentalmente con el consumo de grasa saturada y con el consumo de carne y derivados.

Las dietas ricas en frutas frescas y vegetales (fundamentalmente vegetales crudos) son protectoras contra diversas neoplasias de origen epitelial, principalmente las del tracto respiratorio superior y los digestivos. Un 87% de estudios epidemiológicos realizados en las últimas décadas, encuentran una asociación positiva debida quizás a bastantes factores.

- ✓ Las frutas y los vegetales contienen sustancias con efecto antitumoral, como son algunas vitaminas, *betacaroteno,* vitamina C, vitamina E, la fibra, algunos minerales como el selenio y otras sustancias como los glucosinolatos, los indoles, los isotiocianatos, los flavonoides, los fenoles, los inhibidores de proteasas y los esteroles. Las propiedades antitumorales de estas sustancias se deben a distintos mecanismos de acción tales como:
  - Detoxificación de enzimas, efecto *antioxidante,*
  - Inhibición de formación de *nitrosamina,*
  - Fijación y dilución de los *carcinógenos* en el tracto digestivo.
  - Alteración del metabolismo hormonal, etc.

- ✓ La ingesta elevada de frutas y verduras, se asocia con menor consumo de grasas, proteínas y otros nutrientes. Las crucíferas (col, coliflor, etc.) están entre los alimentos con un mayor efecto protector ante el cáncer. Las preferencias por estos vegetales pueden estar codificadas genéticamente. Esto podría explicar algo las diferencias individuales que existen en cuanto a la aceptación o rechazo de estos alimentos, así como la distinta prevalencia de los cánceres de origen alimentario.

## Diabetes tipo 2

La *diabetes mellitus* tipo 2, o no insulinodependiente, constituye el subtipo más frecuente de diabetes (aproximadamente el 80% de todos los casos) y su prevalencia oscila entre el 3 y el 5% de la población en nuestro entorno.

En los países en vía de desarrollo se está observando un incremento notable de la prevalencia de *diabetes mellitus*, coincidiendo con la rápida modernización y los nuevos estilos de vida.

Es sorprendente comprobar que determinadas poblaciones autóctonas, como tribus de indios, aborígenes o esquimales, con baja frecuencia de diabetes en su entorno habitual, alcanzan, al occidentalizarse, frecuencias de esta enfermedad en torno al 40% de la población, y es que, probablemente, razas con una capacidad de almacenamiento de energía muy desarrollada debido a siglos y siglos de carencias alimentarias, en un entorno de gran disponibilidad de alimentos muy energéticos y muy grasos desarrollan obesidad con mucha facilidad, y la obesidad aumenta de forma importante el riesgo de desarrollar diabetes tipo 2.

La relación dieta/diabetes va más allá de la influencia en su aparición, porque una vez contraída la enfermedad, su evolución también se ve condicionada por los hábitos alimentarios.

## Obesidad

La obesidad representa actualmente un problema de salud en los países desarrollados, o incluso en determinados colectivos de países que están en vías de desarrollo o, en lo que se ha dado en llamar, de economía transicional. Se calcula que hay unos 300 millones de obesos en el mundo.

La obesidad, independientemente de factores genéticos, se produce como consecuencia de una ingesta calórica excesiva y de inactividad física. La variedad alimentaria así como la alta densidad energética de los alimentos de que hoy disponemos, hacen que la alimentación actual sea hipercalórica, lo que junto al **gran sedentarismo** de nuestra sociedad facilita enormemente el acumulo de grasa. Es importante promocionar el ejercicio físico desde la infancia, para atenuar este efecto.

La obesidad es un factor de riesgo importante para la diabetes, la hipertensión arterial, la enfermedad coronaria, la enfermedad cerebrovascular, las enfermedades de la vesícula biliar, gota, artrosis y algunos tipos de cánceres. La duración y el reparto de la grasa corporal influyen en la presentación de estas enfermedades. El reparto central (obesidad en forma de manzana o androide) tiene mucha mayor repercusión sobre la aparición de los trastornos metabólicos y cardiovasculares que la obesidad periférica o ginoide.

## La obesidad infantil

La obesidad infantil es uno de los problemas de salud pública más graves del siglo XXI. El problema es mundial y está afectando progresivamente a muchos países de bajos y medianos ingresos, sobre todo en el medio urbano. La prevalencia ha aumentado a un ritmo alarmante. Se calcula que en 2010 hay 42 millones de niños con sobrepeso en todo el mundo, de los que cerca de 35 millones viven en países en desarrollo.

Los niños obesos y con sobrepeso tienden a seguir siendo obesos en la edad adulta y tienen más probabilidades de padecer a edades más tempranas enfermedades no transmisibles como la diabetes y las enfermedades cardiovasculares. El sobrepeso, la obesidad y las enfermedades conexas son en gran medida prevenibles. Por consiguiente hay que dar una gran prioridad a la prevención de la obesidad infantil.

## ¿Qué son el sobrepeso y la obesidad?

El sobrepeso y la obesidad se definen como «una acumulación anormal o excesiva de grasa que supone un riesgo para la salud».

## Medición del sobrepeso y la obesidad

Resulta difícil encontrar una forma simple de medir el sobrepeso y la obesidad en niños y adolescentes porque su organismo sufre una serie de cambios fisiológicos a medida que van creciendo. Dependiendo de la edad, existen varios métodos para determinar qué es un peso corporal saludable:

## Entre los 0 y los 5 años

Los Patrones de crecimiento infantil de la OMS, presentados en abril de 2006, incluyen mediciones del sobrepeso y la obesidad en lactantes y niños de hasta 5 años.

## Entre los 5 y los 19 años

La OMS ha elaborado Datos de referencia sobre el crecimiento entre los 5 y los 19 años. Se trata de una reconstrucción de la referencia de 1977 del Centro Nacional de Estadísticas Sanitarias (NCHS)/OMS y utiliza los datos originales del NCHS, complementados con datos de la muestra de menores de 5 años utilizada para elaborar los patrones de crecimiento infantil de la OMS.

## En adultos

El parámetro más utilizado para medir el sobrepeso y la obesidad es el índice de masa corporal (IMC), cuya determinación es sencilla y permite identificar el sobrepeso y la obesidad en los adultos, tanto a nivel individual como poblacional. El IMC se define como el peso en kilogramos dividido por el cuadrado de la talla en metros (kg/m2). El IMC es el mismo para ambos sexos y todas las edades (en adultos). Sin embargo, debe considerarse como una orientación no muy precisa, porque puede no corresponderse con el mismo porcentaje de grasa corporal en diferentes individuos. El IMC todavía no es utilizable en los niños.

## Prevalencia de la obesidad infantil

El estudio de la prevalencia de la obesidad infantil se encuentra con un problema importante, que es la no existencia de un criterio universalmente aceptado para definir la adiposidad. Aunque el empleo del Índice de Masa Corporal (IMC), para su diagnóstico se va generalizando, las diferencias de metodología que se encuentran en los distintos trabajos dificultan extraordinariamente los estudios comparativos y pueden explicar algunos resultados discordantes.

Reflejado el carácter dinámico del proceso de crecimiento en el niño, el IMC cambia a lo largo del desarrollo, de tal forma que asciende rápidamente en el primer año de vida, cae hasta la edad de 6 años, para volver a ascender hasta la vida adulta, en la que permanece estable. Por este motivo, y al contrario de lo que ocurre en el adulto, en el niño no puede utilizarse un punto de corte que diagnostique la obesidad y se precisan curvas de referencia del IMC, siendo lo óptimo que cada población tenga sus datos de referencia específicos construidos mediante métodos normalizados.

En países desarrollados encontramos una prevalencia de obesidad en la edad escolar del 7,6% en niños franceses, del 13,4% en italianos, del 3,6 al 4,3% en finlandeses y del 10,8% en niños norteamericanos.

**¿Qué se puede hacer para luchar contra la epidemia de obesidad infantil?**

El sobrepeso, la obesidad y las enfermedades no transmisibles conexas son en gran medida prevenibles. Se acepta que la prevención es la opción más viable para poner freno a la epidemia de obesidad infantil, dado que las prácticas terapéuticas actuales se destinan en gran medida a controlar el problema, más que a la curación. El objetivo de la lucha contra la epidemia de obesidad infantil consiste en lograr un equilibrio calórico que se mantenga a lo largo de toda la vida.

**Recomendaciones generales**
- ✓ Aumentar el consumo de frutas y hortalizas, legumbres, cereales integrales y frutos secos.
- ✓ Reducir la ingesta total de grasas y sustituir las saturadas por las insaturadas.
- ✓ Reducir la ingesta de azúcares.
- ✓ Mantener la actividad física: un mínimo de 60 minutos diarios de actividad física de intensidad moderada o vigorosa que sea adecuada para la fase de desarrollo y conste de actividades diversas. Para controlar el peso puede ser necesaria una mayor actividad física.

**Recomendaciones para la sociedad**

Para frenar la epidemia de obesidad infantil es necesario un compromiso político sostenido y la colaboración de muchas partes interesadas, tanto públicas como privadas. Los gobiernos, los asociados internacionales, la sociedad civil, las organizaciones no gubernamentales y el sector privado tienen un papel fundamental en la creación de entornos saludables y de condiciones de asequibilidad y accesibilidad de opciones dietéticas más saludables para los niños y los adolescentes. Por consiguiente, el objetivo de la OMS consiste en movilizar estos asociados e involucrarlos en la aplicación de la

Estrategia mundial sobre régimen alimentario, actividad física y salud.

La OMS apoya la definición, aplicación y seguimiento de medidas, así como el liderazgo en su aplicación. Para avanzar es necesario un enfoque multisectorial que movilice las energías, recursos y conocimientos técnicos de todas las partes interesadas a escala mundial

## El papel de la escuela

La promoción de las dietas saludables y la actividad física en la escuela es fundamental en la lucha contra la epidemia de obesidad infantil. Como los niños y los adolescentes pasan una parte importante de su vida en la escuela, el entorno escolar es ideal para obtener conocimientos sobre opciones dietéticas saludables y la actividad física. Como ejemplo de conducta positiva, el profesorado puede tener un impacto duradero en el modo de vida de los alumnos.

## Sugerencias para la promoción de una nutrición saludable en la escuela

- ✓ Ofrecer educación para la salud que ayude a los estudiantes a adquirir conocimientos, actitudes, creencias y aptitudes necesarias para tomas decisiones fundamentadas, tener conductas saludables y crear condiciones propicias para la salud
- ✓ Ofrecer programas alimentarios escolares que incrementen la disponibilidad de alimentos saludables en las escuelas (por ejemplo, desayuno, almuerzo o refrigerios a precios reducidos).
- ✓ Tener máquinas expendedoras que solo vendan alimentos saludables, como agua, leche, frutas y verduras, sándwiches y refrigerios con pocas grasas.
- ✓ Garantizar que los alimentos servidos en las escuelas cumplan requisitos nutricionales mínimos.
- ✓ Ofrecer a los estudiantes y al personal servicios de salud escolar que ayuden a fomentar la salud y el bienestar, así como a prevenir, reducir, seguir, tratar y derivar los problemas de salud o trastornos importantes.

✓ Fomentar la participación de los padres.

## Sugerencias para la promoción de la actividad física en la escuela

✓ Ofrecer clases diarias de educación física con actividades variadas adaptadas a las necesidades, intereses y capacidades del máximo número de estudiantes.
✓ Ofrecer actividades extracurriculares: deportes y programas no competitivos (por ejemplo, recreos activos).
✓ Alentar la utilización de medios de transporte no motorizados para acudir a la escuela y a otras actividades sociales.
✓ Ofrecer acceso a los estudiantes y a la comunidad a instalaciones adecuadas para la práctica de actividades físicas.
✓ Alentar a los estudiantes, profesores, padres y demás miembros de la comunidad a que tengan actividades físicas.

## El papel de los Estados Miembros

La Estrategia mundial sobre régimen alimentario, actividad física y salud fomenta la formulación y promoción de políticas, estrategias y planes de acción nacionales para mejorar la dieta y alentar la actividad física.

El papel de los gobiernos es fundamental para lograr cambios sostenibles en el ámbito de la salud pública. Los gobiernos tienen una función primordial de dirección y rectoría en la iniciación y desarrollo de la Estrategia, garantizando su aplicación y monitorizando su impacto a largo plazo.

Las instituciones nacionales de salud pública, nutrición y actividad física pueden proporcionar los conocimientos técnicos necesarios, seguir la evolución, ayudar a coordinar las actividades, participar en colaboraciones internacionales y asesorar a las instancias decisorias.

## El papel del sector privado

Las siguientes entidades del sector privado pueden tener un importante papel de fomento de las dietas saludables y la actividad física, así como de los modos de vida saludables entre los niños:

➢ Industria alimentaria.

- ➤ Minoristas.
- ➤ Empresas de restauración.
- ➤ Fabricantes de material deportivo.
- ➤ Empresas publicitarias y de ocio.
- ➤ Empresas farmacéuticas.
- ➤ Medios de comunicación.

## Responsabilidad del sector privado

La Estrategia mundial sobre régimen alimentario, actividad física y salud alienta a la industria alimentaria y a los fabricantes de material deportivo a que:

- Fomenten las dietas saludables y la actividad física de los niños en consonancia con las directrices nacionales, las normas internacionales y los objetivos generales de la Estrategia mundial sobre régimen alimentario, actividad física y salud.
- Reduzcan las grasas saturadas, los ácidos grasos trans, los azúcares libres y la sal en los productos alimentarios procesados y reduzcan el tamaño de las raciones.
- Aumenten la introducción de opciones alimentarias innovadoras, saludables y nutritivas para los niños.
- Revisen las prácticas mercadotécnicas actuales dirigidas a los niños, especialmente en lo que se refiere a la promoción y comercialización de alimentos ricos en grasas saturadas, ácidos grasos trans, azúcares libres y sal.
- Proporcionen a los niños y a los jóvenes información adecuada y comprensible sobre los productos y la nutrición.
- Colaboren en la formulación y aplicación de programas de actividad física para los niños.

## Trastornos del comportamiento alimentario

En nuestra sociedad se produce una enorme tensión causada por tres tipos de mensajes contradictorios, en relación con la estructura corporal: mensaje médico, mensajes estéticos y mensajes gastronómicos. La abundancia de alimentos, algunos muy atractivos, junto con el "mandato" social de tener que ser delgado, para ser aceptado, crea situaciones internas muy conflictivas que conducen a personas predispuestas (la adolescencia es un periodo crítico) a desarrollar un trastorno del comportamiento alimentario.

En efecto, la coexistencia en el mundo desarrollado de una superabundancia de alimentos muy sabrosos y de enorme densidad calórica, con un modelo dictatorial de belleza (mujeres extremadamente delgadas) crea unas tensiones a los individuos más vulnerables que pueden abocar en el desarrollo de un trastorno de la conducta alimentaria. De hecho, en EEUU el 27% de las jóvenes de peso normal y el 10% de los jóvenes varones están haciendo dieta porque no se encuentran suficientemente delgados.

Los síndromes más conocidos como trastornos de la conducta alimentaria son: la anorexia y la bulimia, a las que dedicaremos un próximo capítulo.

Los especialistas en nutrición que exploran este campo encuentran que muchos de los trastornos del comportamiento alimentario son mixtos, o no se incluyen dentro de estas categorías tan precisas.

**Enfermedades esqueléticas**
La desmineralización ósea u osteoporosis provoca que el hueso sea más susceptible a fracturarse. Esta enfermedad aumenta con la edad, especialmente en mujeres tras la menopausia. Probablemente, el hecho de no haber adquirido una adecuada "masa ósea" en la adolescencia (por ingestas de calcio deficitarias) favorece la osteoporosis a partir de los 40 años.

Los factores relacionados con el desarrollo de la osteoporosis son: La ingesta de calcio y fosfatos, el aporte de vitamina D (a través de la dieta o mediante la exposición solar), el consumo de proteínas y de sodio y el balance calórico total. Otros factores que pueden reducir el riesgo de osteoporosis son el ejercicio físico, el descenso de consumo de tabaco y alcohol y, en algunos casos, el tratamiento hormonal. La mejor prevención de la osteoporosis y sus consecuencias es la ingesta óptima de calcio (1200 mg/día) y el ejercicio físico durante la edad juvenil.

## Enfermedad oral (caries)

La caries dental es la enfermedad más frecuente en los países desarrollados, afectando a un 80% de la población escolar. La fermentación bacteriana de los azúcares presentes en los alimentos genera diversos ácidos que producen una desmineralización progresiva del esmalte dentario. El consumo frecuente de azúcares, especialmente de sacarosa, favorece la formación de la placa dental, elemento clave que predispone a la caries y a las enfermedades periodontales.

## Alergias alimentarias

Aunque no son enfermedades claramente en relación con los hábitos alimentarios, el aumento de su prevalencia justifica su mención. La incidencia de alergia alimentaria es de un 0,3-20% en niños y 1-3% en adultos. Los síntomas son: dificultad respiratoria, sarpullido en la piel, náuseas, vómitos, diarrea, calambres intestinales... Casi cualquier alimento puede causar alergia pero los más frecuentes son: leche, huevos, trigo, pescado, chocolate, las fresas y las naranjas

El mecanismo que se produce es una hipersensibilidad causada por una reacción inmunológica a "sustancias" específicas de un alimento (al contrario de intolerancia alimentaria que es por un mecanismo no inmunológico), generalmente la proteína o sustancias proteicas ("alérgenos").

La alergia es más frecuente en niños pequeños, cuando se es mayor hay menos incidencia. Esto tiene relación con que los recién nacidos están desarrollando el tracto gastrointestinal. Incluso algunos recién nacidos pueden ser alérgicos a la leche materna. Cuando un niño es alérgico a un alimento aumenta el riesgo de padecer otro tipo de alergias, ejemplo los cacahuetes y el chocolate. El tratamiento de la alergia alimentaria es evitar el alimento que la produce. Si hay antecedentes familiares es mejor prevenir retrasando la introducción del posible alérgeno.

## La dieta equilibrada

La nutrición es el conjunto de procesos mediante los cuales el ser vivo utiliza, transforma e incorpora en sus propias estructuras las sustancias que recibe del mundo exterior con el objetivo de obtener energía, construir y reparar las estructuras orgánicas, y regular los procesos metabólicos. Estas sustancias, llamadas nutrientes se encuentran en los alimentos: proteínas, carbohidratos, lípidos, vitaminas, minerales, elementos traza, y agua.

El ser humano necesita para vivir energía (calorías), agua, y de unos cuarenta a cincuenta nutrientes: de 8 a 10 aminoácidos esenciales obtenidos de las proteínas, ácidos grasos esenciales, carbohidratos, trece vitaminas y dieciocho elementos de la tabla periódica, además del hidrógeno, carbono, nitrógeno y oxígeno, todo ello obtenido de los alimentos.

## Ingestas recomendadas

Los aportes dietéticos recomendados (RDA) (Recommended Dietary Allowances), son definidos como "los niveles de ingesta de nutrientes esenciales considerados adecuados para satisfacer las necesidades nutricionales de la totalidad de las personas sanas, con actividad física moderada, a la luz de los conocimientos científicos del momento".

Fueron establecidas por primera vez en EEUU en 1941, y son revisadas periódicamente. Las RDA (Recommended Dietary Allowances) permiten valorar y planificar la alimentación de grupos poblacionales

Existen grandes variaciones intra e interindividuales en dichas necesidades. Por ello, las cifras se establecen calculando la necesidad media y añadiendo dos desviaciones estándar, de forma que las ingestas sean seguras para el 97.5 % de la población.

## Necesidades energéticas

La persona sana mantiene relativamente constante su peso corporal y el estado de las reservas energéticas, en función, principalmente, de su comportamiento alimentario que, si es normal, tiende a ingerir la misma cantidad de energía que gasta. El comportamiento alimentario a su vez depende de un sistema biopsicosocial complejo.

El gasto energético cotidiano es la suma de:

➤ **El gasto basal** de la persona en reposo (1.100-1.600 Kcal para adultos). Son las necesidades calóricas para el mantenimiento de las funciones básicas del organismo.

➤ **El gasto por actividad.** Este se relaciona con el trabajo muscular y es extremadamente variable oscilando entre 500 y 1500 Kcal.

➤ **El gasto por crecimiento.** Oscila entre 100 y 300 Kcal día

➤ **El gasto energético adaptativo**, llamado también termogénesis adaptativa, influido por la alimentación y la genética, pero poco importante desde el punto de vista cuantitativo.

**Proteínas**

Componentes básicos estructurales celulares; constituyen además la mayor parte de los sistemas enzimáticos, estructuras cromosómicas, sistema inmune y mecanismos de comunicación neuro hormonal. Su ingesta en una cantidad mínima es imprescindible para la vida, en la medida en que no podemos sintetizar los aminoácidos llamados esenciales (muchos de los considerados no esenciales lo son en situaciones fisiológicas como crecimiento, vejez..., o ante la presencia de enfermedades). El organismo humano no posee un "reservorio proteico" como tal.

Las necesidades de un adulto sano y sedentario son de aproximadamente 0.8-1 g/kg.de peso y día. Al menos el 50% de las proteínas ingeridas deben ser de origen animal, más ricas en aminoácidos esenciales El resto se debe completar con proteínas de origen vegetal, las cuales presentan la ventaja de ser pobres en grasas saturadas y colesterol (20 g de proteínas se contienen en 100 g de carne = 100 g de pescado = 1 + huevo mediano = 80 g de legumbre en crudo = 100 g de frutos secos = 75 g de pasta = 250 g de arroz = 200 g de pan). La ingesta de proteínas produce mayor saciedad que el del resto de nutrientes (el doble que el consumo de grasas por ejemplo), y en su utilización y metabolismo se "consume" hasta el 34 % de la energía que aporta

## Carbohidratos

La ingesta diaria de hidratos de carbono recomendada a un adulto sano y sedentario es de 3-5 g/kg. de peso y día, es decir unos 200-300 gramos/día. Existen 2 tipos de hidratos de carbono en los alimentos:

- Simples. Son los mono y disacáridos de sabor dulce y de rápida absorción intestinal. Los azúcares refinados no deben representar más del 10-15 % del total energético (equivalente a 8-10 terrones de azúcar de 5 g).

- Polisacáridos. De sabor escasamente dulce y de absorción intestinal más lenta. El almidón es el más abundante.

## Lípidos

Grupo heterogéneo de moléculas complejas cuya característica común es la insolubilidad en el agua. Constituyen el nutriente energético por excelencia, pero tienen otras funciones metabólicas y estructurales vitales:

- ✓ Vehiculizar ácidos grasos esenciales (linoleico, linolénico y araquidónico) y vitaminas liposolubles.

- ✓ Ser precursores de sustancias como las prostaglandinas, endoperóxidos, prostaciclinas, tromboxanos, hormonas y sales biliares.

- ✓ Ser componentes estructurales de membranas celulares, tejido nervioso, etc.

- ✓ Constituir la forma de almacenamiento de energía del organismo. Los lípidos alimentarios principales son los triglicéridos, fosfolípidos y esteroles sobre todo el colesterol, cuya estructura molecular es básica para la síntesis de muchas hormonas.

Los triglicéridos, formados por la asociación de glicerol y tres ácidos grasos, son los componentes de las grasas naturales de la dieta. Según el grado de insaturación (dobles enlaces) de estos ácidos grasos, y la longitud de su cadena (número de átomos de carbono), los triglicéridos de la alimentación presentarán diferentes propiedades.

**Los ácidos grasos saturados** (sin dobles enlaces) más importantes son: el butírico (8:0), laúrico (12:0), mirístico (14:0), palmítico (16:0) y esteárico (18:0). Todas las grasas de origen animal (manteca, mantequilla, tocino, embutidos, grasa de la carne...) son ricas en ellos, lo que les confiere la consistencia sólida, pero algunas grasas vegetales, como la de coco y palmito también lo son. Mirístico y palmítico son los más aterogénicos (los que más favorecen la arteriosclerosis).

**Los ácidos grasos poliinsaturados** (varios dobles enlaces) de los alimentos pertenecen fundamentalmente a dos series:

**a) Omega 6** (cuando el primer doble enlace está en sexta posición) cuyo principal representante es el ácido linoleico (esencial), que se encuentra en los aceites de semillas (girasol, maíz, etc.). Los dobles enlaces pueden oxidarse ("enranciarse"), y también saturarse en presencia de hidrógeno y un catalizador, cambiando su configuración a la forma trans y adquiriendo la consistencia sólida. Por mecanismo de saturación se obtienen las margarinas.

**b) Omega 3**: los pescados, principalmente los azules (atún, bonito, caballa, sardina, etc.), tienen ácidos grasos poliinsaturados esenciales omega-3 (primer doble enlace en posición 3). Los representantes más abundantes de esta serie son el linolénico (18:3), docosahexaenóico (22:6) y el eicosapentaenóico (20:5). Son hipotrigliceridemiantes y poseen una acción antiagregante y vasodilatadora. Recientes investigaciones empiezan a cuestionar el excesivo consumo de ácidos grasos poliinsaturados por su acción prooxidativa.

**El ácido graso monoinsaturado** más abundante es el ácido oleico, presente en el aceite de oliva, y en menores cantidades en otros alimentos como el huevo y la carnede cerdo. El aceite de oliva ejerce modificaciones interesantísimas en el perfil lipídico: disminución del *colesterol LDL*, con mantenimiento y/o ascenso del *HDL*, disminución de la oxidabilidad de las partículas lipoproteicas y disminución de la agregabilidad.

Resiste temperaturas más elevadas sin alterar su composición y, en consecuencia es el más indicado para cocinar y sobre todo freír. Actualmente se recomienda el aceite de oliva (preferiblemente virgen) para la prevención de la enfermedad cardiovascular. Las grasas son un gran motivo de preocupación en la sociedad actual, donde la obesidad y las enfermedades derivadas de la misma (hipertensión arterial, diabetes mellitus, enfermedad cardiovascular, etc.), cada vez son más prevalentes.

Las grasas son el nutriente de más rendimiento energético: no sólo son menos saciantes y más "sabrosas", también se pierde sólo un 4 % de las ingeridas, en la termogénesis consumen el 9 % únicamente y el trabajo metabólico para almacenarlas es muy pequeño (4 %).

## Concepto de dieta equilibrada
La dieta está constituida por el conjunto de sustancias que ingerimos habitualmente y que nos permiten mantener un adecuado estado de salud y una capacidad de trabajo.
**Una dieta cuantitativamente es correcta cuando aporta la energía adecuada, permite el mantenimiento o consecución del peso ideal y aporta todas las vitaminas y minerales en cantidades no inferiores a 2/3 de las RDA**. (Recommended Dietary Allowances) La contribución porcentual de macronutrientes a las calorías totales debe ser:

- 50- 55 % carbohidratos.
- 30-35% grasas. (15-20 % monoinsaturadas).
- 10-15 % proteínas.

## Los siete grupos de alimentos
No existe alimento alguno que contenga todos los nutrientes esenciales. El trigo y la harina integrales carecen de vitaminas A,

B12, C y D, y contienen muy poco calcio. Sin embargo poseen mucha fibra dietética.

La ternera contiene muy poco o casi nada de calcio, vitaminas A, C, D, y fibra pero posee hierro y vitamina B12. Al tomar los dos grupos de alimentos, recibimos los elementos procedentes de ambos, pero necesitamos añadir cítricos o ensaladas que aporten la vitamina C, y leche o queso que contienen vitamina D y calcio. Así, combinándose se completan los aportes de los cuatro grupos de alimentos.

En EEUU y Canadá se recomienda ingerir más de una ración diaria de cada uno de los cuatro grupos:
1) Grupo del pan y los cereales.
2) Grupo de la carne, pescado y aves.
3) Grupo de frutas y verduras.
4) Grupo de lácteos.

En España, y desde el programa de Educación en la Alimentación y Nutrición (EDALNU), se adoptó un modelo basado en 7 grupos de alimentos:
- Grupo 1: leche y derivados: quesos y yogur.
- Grupo 2: carne, huevos y pescado.
- Grupo 3: patatas, legumbres y frutos secos.
- Grupo 4: verduras y hortalizas.
- Grupo 5: frutas.
- Grupo 6: pan, pasta, cereales, azúcar y dulces.
- Grupo 7: grasas, aceite y mantequilla.

Según la función que cumplen en el organismo, los alimentos se clasifican en:

➢ Alimentos plásticos o formadores son aquellos ricos en sustancias imprescindibles para la formación y mantenimiento de nuestra estructura: proteínas y calcio: Grupos 1 y 2. También son ricos en general en hierro, zinc, vitaminas A, D y vitaminas del grupo B.

➤ Alimentos energéticos son los ricos en sustancias energéticas: Grupos 3, 6 y 7 = Cereales y derivados, legumbres, patatas y grasas. Aportan hidratos de carbono (3 y 6) algo de proteínas y lípidos (grupo 7).

➤ Alimentos reguladores son aquellos ricos en vitaminas y minerales, imprescindibles para que tengan lugar las reacciones químicas del metabolismo: Grupos 4 y 5 = verduras, hortalizas y frutas, ricos en vitaminas C, Betacaroteno y fibra dietética.

**Una dieta equilibrada debe aportar:**
- ✓ 4-6 raciones/día de alimentos de los grupos 3 y 6.
- ✓ 2-4 raciones/día del grupo 4.
- ✓ 2-3 raciones del grupo 5.
- ✓ 2-3 raciones del grupo 1.
- ✓ 2-3 raciones del grupo 2.
- ✓ 40-60 gramos de grasa.

No basta con tomar diariamente raciones del mismo alimento de cada grupo sino que hay que variarlos por dos razones:
1) Los nutrientes característicos de cada grupo varían mucho entre los alimentos del mismo.
2) Las toxinas y contaminantes naturales se distribuyen en todos los grupos. Cuanto más variada sea la alimentación, menor será la posibilidad de que se tomen en cantidades dañinas.

**La pirámide de la alimentación**
Es la representación gráfica de las raciones recomendadas diariamente de cada grupo de alimentos. Es la mejor guía cualitativa y en ella queda patente que la base de la alimentación son los cereales, tubérculos, hortalizas y legumbres (carbohidratos) junto con la leche y derivados.

Las proteínas animales fuera de los lácteos se recomiendan procedentes de pescado, carnes blancas y huevos. Las carnes rojas y el hígado, deben estar presentes sólo con frecuencia semanal/quincenal.

# La dieta mediterránea

Es el mejor modelo de dieta equilibrada. Sus características fundamentales son:

- ✓ El consumo de ajo, cebolla, tomate y frutos secos típicos del área mediterránea.
- ✓ Los cereales: pan y otros derivados del trigo, arroz, patatas son alimentos básicos. El consumo de legumbres es elevado
- ✓ Ingesta abundante de pescado, fruta y verdura.
- ✓ Un discreto consumo de vino en las comidas. (Sólo en adultos sin contraindicación médica).
- ✓ Un consumo menor de carne y menos grasas de origen animal que en otras dietas.

Esta dieta reduce la mortalidad cardiovascular de la siguiente manera:

- Una disminución del *colesterol-LDL* y de su oxidación mediante la grasa monoinsaturada (aceite de oliva y frutos secos) y los polifenoles que contienen las frutas y verduras.
- Una disminución de la coagulabilidad sanguínea debido a la reducción de la actividad del plasminógeno y de la agregación plaquetaria (ácido alfa-linoleico de la nuez y ácidos grasos monoinsaturados).
- Un aumento del *colesterol-HDL* asociado a un consumo discreto de vino.
- Una disminución de la tensión arterial y de los niveles de triglicéridos gracias a los ácidos grasos poliinsaturados de la serie omega-3.
- Un aporte generoso de antioxidantes y fibra dietética.

## El problema de la ingesta en exceso

En los países desarrollados, el problema principal actualmente no es la carestía de ningún nutriente, sino su ingesta excesiva. Los ejemplos más claros son los siguientes:

- La relación entre la obesidad y la ingesta de un exceso de calorías.
- El consumo de sal y grasa saturada y su relación con la hipertensión arterial y las enfermedades cardiovasculares.

- El consumo de proteínas animales y de grasa en exceso y su relación con el cáncer de colon y de mama respectivamente.
- La caries dental y el abuso de azúcares de absorción rápida.

**Dieta y cáncer**

En los últimos años, los investigadores han intensificado sus estudios acerca del papel que juega la dieta, tanto en la prevención como en el tratamiento del cáncer. La importancia de esta investigación fue el resultado de un informe de la Sociedad Americana Contra el Cáncer.

Según estimaciones, cada año se producen en el mundo más de 10 millones de casos nuevos de cáncer. Por órganos, y considerando ambos sexos, el cáncer de pulmón es el de mayor incidencia, seguido del de mama, colon-recto y estómago.

El cáncer es la segunda causa de muerte en el mundo. El incremento estimado de las muertes por cáncer en los últimos 10 años, ha sido de un 15% en países desarrollados y de un 30% en países en vías de desarrollo. Se estima que el 95% de los cánceres más comunes están causados por factores ambientales y, de ellos, más de la tercera parte están ligados a factores dietéticos como causa principal. Se estima también que entre un 30 a 40% de casos de cáncer pueden prevenirse a través de cambios en la dieta, incluyendo algunos de los cánceres más comunes en el mundo occidental.

El interés en la nutrición y su relación con el cáncer tiene su origen en estudios hechos en los años 60, en los que se relacionaron una dieta rica en fibra con un riesgo reducido de cáncer de colon. Desde entonces, nuevos estudios consideran que la fibra juega un papel menor en la prevención del cáncer. Sin embargo, aún se recomienda una dieta alta en fibra para facilitar las funciones del colon.

**Descubrimientos preliminares indican que:**
- ✓ Una dieta rica en grasas y alta en calorías, puede incrementar el riesgo de cáncer de mama, colon, próstata y útero.
- ✓ El consumo excesivo de alcohol aumenta el riesgo de cáncer de hígado, esófago, cuello y boca.

- ✓ Una ingestión elevada de alimentos ahumados, salados y en escabeche aumenta el riesgo de cáncer de estómago y esófago.
- ✓ Residuos de pesticidas y otros contaminantes ambientales, pueden producir cáncer.
- ✓ Algunos nutrientes como selenio y vitaminas A, C y E, pueden proteger contra ciertos cánceres Un aporte energético elevado se considera un factor potencialmente inductor de cáncer. De hecho, la obesidad correlaciona positivamente con el cáncer de endometrio, el de vías biliares y el de mama en la postmenopausia.

Las estadísticas más drásticas, revelan que hasta un 30% de los cánceres, podrían tener relación directa con el tipo de alimentación que llevamos, por lo que una dieta más sana, variada y equilibrada, es una medida eficaz de prevención primaria del cáncer y otras enfermedades.

Para la ciencia médica no es tan fácil determinar con precisión cuáles son los tipos de cáncer relacionados con la alimentación, ni cuáles de sus componentes son los causantes de las alteraciones. Sin embargo, el exceso de grasas saturadas y de origen animal, se asocian con cánceres de mama, colon, próstata, recto y endometrio.

La cafeína ha sido vinculada con algunas formas de cáncer, en especial el de vejiga. La obesidad y el exceso de calorías, aumentan el riesgo de sufrir cáncer de mama, colon, próstata, endometrio, riñón, cervix y tiroides. El abuso de alcohol se asocia con el cáncer de pulmón, mama, recto y cavidad oral, mientras que los alimentos salados, ahumados y adobados, aumentan la incidencia de cáncer de estómago y esófago.

Organizaciones de salud como la Sociedad Americana del Cáncer, se han pronunciado al respecto y han emitido una serie de recomendaciones en cuanto a hábitos alimenticios como las siguientes:

- ✓ Reducir la ingesta de grasa a menos del 30% de las calorías totales de la dieta, disminuyendo el consumo de carnes rojas, mantequilla y grasas animales. Sustituirlos por carne magra, pescado, pollo sin piel y derivados lácteos desnatados.

- ✓ Cocinar los alimentos hervidos, asados, cocidos o al vapor.
- ✓ Aumentar el contenido de la fibra de la dieta a 20-30 gramos al día: Incluyendo fibra dietética en todas sus formas: pan y cereales integrales, verduras y hortalizas, legumbres, tubérculos y frutas, sobre todo coliflor y col de Bruselas.
- ✓ Reducir o eliminar el consumo de alcohol y tabaco.
- ✓ Minimizar el consumo de alimentos ahumados, muy tostados o curados, muy condimentados, en salazón y/o en vinagre.
- ✓ Evitar comidas o bebidas muy calientes.
- ✓ Para freír y aliñar ensaladas y otros platos, utilizar preferentemente aceite de oliva.
- ✓ Evitar la obesidad

Aunque la alimentación no es el único factor causal de cáncer que debemos tener en cuenta, ya que en casi todas las patologías se combinan diversos factores genéticos, ambientales y de comportamiento, como medida de prevención primaria es muy importante seguir estas recomendaciones.

**La investigación epidemiológica siempre ha sugerido la conexión entre las dietas altas en grasa y el cáncer.** Un ejemplo, la incidencia de cáncer de próstata para los **americanos blancos es de 37 % más alta que la de los chinos, quienes consumen una dieta baja en grasa. Japón, también es un país de comedores de poca grasa y tiene una incidencia de cáncer de un 25 % menos que los EE. UU.** Uno estaría tentado a pensar que estas diferencias se pueden deber al resultado de la genética.

Sin embargo, **no hay que pasar por alto que aquellos hombres japoneses que se mudan a los E.E.U.U. experimentan un incremento importante en el riesgo de cáncer de próstata.** Además, como los **japoneses urbanos** han aumentado su consumo de alimentos ricos en grasa, sus incidencias de cáncer también se han elevado, mientras que los **japoneses rurales** que se adhieren a su dieta baja en grasa, no han experimentado una elevación similar en los casos de cáncer.

## Guías alimentarias

Las guías alimentarias son normas de "buen comer" para mantenimiento de la salud que van dirigidas al público y constituyen un buen instrumento educativo, formando parte de la política sanitaria. Son muy diferentes de las recomendaciones nutricionales, que son valores de referencia de ingesta de nutrientes esenciales y energía óptimos para mantener la salud, pero de utilización fundamentalmente por parte de médicos, dietistas y profesionales de la salud, educadores y miembros de la Administración.

Las guías hacen referencia a consumo de determinados alimentos, proporciones entre ellos, fuentes de energía, nutrientes no esenciales como la fibra y el colesterol, o relaciona los grupos de alimentos con los nutrientes que aportan. Además estas guías son generales, sin especificaciones para los diferentes segmentos de población, aunque algunos gobiernos ya han establecido normas específicas para ellos.

El objetivo de las guías ha sido, en la mayoría de los casos, reducir el riesgo de las enfermedades más prevalentes en la sociedad a la que se dirigen, sobre todo aquellas enfermedades crónicas y degenerativas. Así, muchas organizaciones relacionadas con el control de enfermedades concretas como la enfermedad cardiovascular o el cáncer, han establecido sus propias guías.

A diferencia de las recomendaciones nutricionales de ingesta, para las que existe una evidencia experimental, para las guías sólo existen evidencias indirectas de asociaciones entre dieta e incidencia de enfermedad.

Las recomendaciones más frecuentes presentes en casi todas las guías, independientemente de quien las elabore y a quien se dirigen, son las siguientes:

> ➢ Mantenimiento de variedad en los alimentos que componen la dieta.
> Una dieta nutricionalmente correcta debe contener todas o casi todas las recomendaciones de ingesta de aquellos nutrientes para los cuales existe una recomendación dietética.

El único dogma que existe en nutrición, o mejor dicho su principio básico, es que se debe realizar una dieta variada puesto que ningún alimento nos proporciona todos los nutrientes.

Esta es la más antigua e importante norma o guía dietética. La variedad aumenta la probabilidad de llegar a todas las recomendaciones dietéticas incluyendo nutrientes menores para los que nos existe recomendación dietética establecida. Al mismo tiempo, esta variedad reduce el riesgo de tóxicos o agentes patógenos de alimentos y bebidas.

➤ Reducción del consumo de grasas, particularmente las grasas saturadas y el colesterol.

Las grasas de la dieta proporcionan más calorías que ningún otro componente alimentario.
Reducir la ingesta de grasas es la mejor forma de reducir el exceso de ingesta energética de nuestra sociedad. Pero además, la reducción de grasa saturada y colesterol se relaciona con la disminución de la enfermedad cardiovascular, particularmente la enfermedad coronaria, de algunos tipos de cáncer y de la obesidad.

➤ Adecuar la ingesta de calorías al gasto energético y al mantenimiento del peso corporal.

Se ha observado que la morbi-mortalidad es mayor en aquellos individuos obesos o mal nutridos con respecto a aquellos con peso adecuado. Es importante registrar las calorías y aumentar el ejercicio físico.

➤ Aumento del consumo de alimentos ricos en hidratos de carbono complejos, *fibra* y vitaminas.

Se trata de aumentar la ingesta de cereales vegetales, incluidas legumbres y frutas. De esta forma, además de poder sustituir los alimentos ricos en grasa, se incrementa la ingesta de nutrientes como carotenos, vitamina C y *fibra*. Estos últimos están siendo objeto de investigación como posibles factores de protección frente a determinados tipos de cáncer.

➤ Reducción del consumo de sal.

El objetivo es reducir la prevalencia de hipertensión arterial y la mortalidad secundaria de hemorragia cerebral. La evidencia de que esto es posible reduciendo la ingesta de sal no es tan fuerte como en el caso de las grasas saturadas y el colesterol. La mayoría de las poblaciones desarrolladas consumen más sodio del necesario. Una cantidad no excesiva y posiblemente beneficiosa podría ser entre 3 y 6 gr de cloruro sódico, es decir, de sal común al día.

➤ Moderar el consumo de alcohol.

La ingesta moderada de alcohol, especialmente de vino, se relaciona con una menor morbimortalidad total y específica cardiovascular, sin embargo la ingesta excesiva de alcohol es responsable de muertes por accidente de tráfico, hipertensión arterial, cirrosis hepática y otras muchas complicaciones además de problemas socio-familiares.

**Ingesta de calorías recomendadas en base a las medianas de alturas y pesos.**

| Recomendaciones RDA | | | | | | | |
|---|---|---|---|---|---|---|---|
| Categoría | Edad (años) o condición | Peso (kg) | Altura (cm) | T.M.B.[a] (kcal/día) | Ración media de kcal [b] | | |
| | | | | | Múltiplo-TMB | Por kg | Por día [c] |
| *Lactantes* | 0,0 - 0,5 | 6 | 60 | 320 | - | 108 | 650 |
| | 0,5 - 1,0 | 9 | 71 | 500 | - | 98 | 850 |
| *Niños* | 1 – 3 | 13 | 90 | 740 | - | 102 | 1300 |
| | 4 - 6 | 20 | 112 | 950 | - | 90 | 1800 |
| | 7 - 10 | 28 | 132 | 1130 | - | 70 | 2000 |
| *Varones* | 11 - 14 | 45 | 157 | 1440 | 1,70 | 55 | 2500 |
| | 15 - 18 | 66 | 176 | 1760 | 1,67 | 45 | 3000 |

| | | | | | | | |
|---|---|---|---|---|---|---|---|
| | 19 - 24 | 72 | 177 | 1780 | 1,67 | 40 | 2900 |
| | 25 - 50 | 79 | 176 | 1800 | 1,60 | 37 | 2900 |
| | 51 + | 77 | 173 | 1530 | 1,50 | 30 | 2300 |
| Mujeres | 11 - 14 | 46 | 157 | 1310 | 1,67 | 47 | 2200 |
| | 15 - 18 | 55 | 163 | 1370 | 1,60 | 40 | 2200 |
| | 19 - 24 | 58 | 164 | 1350 | 1,60 | 38 | 2200 |
| | 25 - 50 | 63 | 163 | 1380 | 1,55 | 36 | 2200 |
| | 51 + | 65 | 160 | 1280 | 1,50 | 30 | 1900 |
| Embarazo | 1er trimestre | | | | | | + 0 |
| | 2° trimestre | | | | | | + 300 |
| | 3er trimestre | | | | | | + 300 |
| Lactantes | 1er semestre | | | | | | + 500 |
| | 2° semestre | | | | | | + 500 |

[a] T.M.B. =Tasa de Metaqbolismo Basal. Cálculo basado en ecuaciones de la FAO y después redondeados.
[b] El el intervalo de actividad ligera a moderada, el coeficiente de variación es de 20%.
[c] Las cifras están redondeadas.

**A tener en cuenta.**

Las raciones, expresadas como ingestas diarias a lo largo del tiempo, están destinadas a cubrir las variaciones individuales entre la mayoría de las personas normales, que viven en Estados Unidos en condiciones de estrés ambiental habitual. Estos son igualmente validos para personas de otros países. Las dietas han de basarse en diversos alimentos variados, con el fin de proporcionar todos los nutrientes necesarios para cubrir los requerimientos humanos.

Los pesos y alturas de los adultos de referencia, son medianas reales para la población de Estados Unidos con la edad indicada, según lo comunicado pos la NHANES II. Las medianas de los pesos y las alturas para los sujetos menores de 19 años de edad se tomaron de Hamils y Cols (1979). El uso de estas cifras no implica que las relaciones entre altura y peso sean ideales.

# Requerimientos diarios de Proteínas

| Recomendaciones RDA | | | | |
|---|---|---|---|---|
| Categoría | Edad (años) o condición | Peso | Ración | dietética recomendada |
| | | (kg) | (g/kg) | (g/día) |
| Lactantes | 0,0 - 0,5 | 6 | 2,2 | 13 |
| | 0,5 - 1,0 | 9 | 1,6 | 14 |
| Niños | 1 – 3 | 13 | 1,2 | 16 |
| | 4 - 6 | 20 | 1,1 | 24 |
| | 7 - 10 | 28 | 1,0 | 28 |
| Varones | 11 - 14 | 45 | 1,0 | 45 |
| | 15 - 18 | 66 | 0,9 | 59 |
| | 19 - 24 | 72 | 0,8 | 58 |
| | 25 - 50 | 79 | 0,8 | 63 |
| | 51 + | 77 | 0,8 | 63 |
| Mujeres | 11 - 14 | 46 | 1,0 | 46 |
| | 15 - 18 | 55 | 0,8 | 44 |
| | 19 - 24 | 58 | 0,8 | 46 |
| | 25 - 50 | 63 | 0,8 | 50 |
| | 51 + | 65 | 0,8 | 50 |
| Embarazo | $1^{er}$ trimestre | | + 1,3 | + 10 |
| | $2^{o}$ trimestre | | + 6,1 | + 10 |
| | $3^{er}$ trimestre | | + 10,7 | + 10 |
| Lactancia | $1^{er}$ semestre | | + 14,7 | + 15 |
| | $2^{o}$ semestre | | + 11,8 | + 12 |

## A tener en cuenta

Las raciones, expresadas como ingestas diarias a lo largo del tiempo, están destinadas a cubrir las variaciones individuales entre la mayoría de las personas normales, que viven en Estados Unidos en condiciones de estrés ambiental habitual. La composición de aminoácidos tenida en cuenta para estos cálculos es la típica de la dieta media de los Estados Unidos, que puede ser igualmente aplicable a la dieta de los españoles.

## Requerimientos diarios de Vitaminas

| | | | | Vitaminas Liposolubles | | | | Vitaminas Hidrosolubles | | | | | | |
|---|---|---|---|---|---|---|---|---|---|---|---|---|---|---|
| | | | | Recomendaciones RDA | | | | | | | | | | |
| Categoría | Edad.(años) | Peso | Altura | Vit. A | Vit. D | Vit. E | Vit. K | Vit. C | Tiamina | Riboflavina | Niacina | Vit. $B_6$ | Vit.$B_{12}$ | A.fólico |
| | o condición | (kg) | (cm) | ($\mu$g-ER)[a] | ($\mu$g)[b] | (mg-ET)[c] | ($\mu$g) | (mg) | (mg) | (mg) | (mg-EN)[d] | (mg) | ($\mu$g) | ($\mu$g) |
| Lactantes | 0,0 – 0,5 | 6 | 60 | 375 | 7,5 | 3 | 5 | 30 | 0,3 | 0,4 | 5 | 0,3 | 0,3 | 25 |
| | 0,5 – 1,0 | 9 | 71 | 375 | 10 | 4 | 10 | 35 | 0,4 | 0,5 | 6 | 0,6 | 0,5 | 35 |
| Niños | 1 - 3 | 13 | 90 | 400 | 10 | 6 | 15 | 40 | 0,7 | 0,8 | 9 | 1,0 | 0,7 | 50 |
| | 4 - 6 | 20 | 112 | 500 | 10 | 7 | 20 | 45 | 0,9 | 1,1 | 12 | 1,1 | 1,0 | 75 |
| | 7 - 10 | 28 | 132 | 700 | 10 | 7 | 30 | 45 | 1,0 | 1,2 | 13 | 1,4 | 1,4 | 100 |
| Varones | 11 - 14 | 45 | 157 | 1000 | 10 | 10 | 45 | 50 | 1,3 | 1,5 | 17 | 1,7 | 2,0 | 150 |
| | 15 - 18 | 66 | 176 | 1000 | 10 | 10 | 65 | 60 | 1,5 | 1,8 | 20 | 2,0 | 2,0 | 200 |
| | 19 - 24 | 72 | 177 | 1000 | 10 | 10 | 70 | 60 | 1,5 | 1,7 | 19 | 2,0 | 2,0 | 200 |
| | 25 - 50 | 79 | 176 | 1000 | 5 | 10 | 80 | 60 | 1,5 | 1,7 | 19 | 2,0 | 2,0 | 200 |
| | 51 + | 77 | 173 | 1000 | 5 | 10 | 80 | 60 | 1,2 | 1,4 | 15 | 2,0 | 2,0 | 200 |
| Mujeres | 11 - 14 | 46 | 157 | 800 | 10 | 8 | 45 | 50 | 1,1 | 1,3 | 15 | 1,4 | 2,0 | 150 |
| | 15 - 18 | 55 | 163 | 800 | 10 | 8 | 55 | 60 | 1,1 | 1,3 | 15 | 1,5 | 2,0 | 180 |
| | 19 - 24 | 58 | 164 | 800 | 10 | 8 | 60 | 60 | 1,1 | 1,3 | 15 | 1,6 | 2,0 | 180 |
| | 25 - 50 | 63 | 163 | 800 | 5 | 8 | 65 | 60 | 1,1 | 1,3 | 15 | 1,6 | 2,0 | 180 |
| | 51 + | 65 | 160 | 800 | 5 | 8 | 65 | 60 | 1,0 | 1,2 | 13 | 1,6 | 2,0 | 180 |

| | | | 800 | 10 | 10 | 65 | 70 | 1,5 | 1,6 | 17 | 2,2 | 2,2 | 400 |
|---|---|---|---|---|---|---|---|---|---|---|---|---|---|
| *Embara zo* | 1er trimestre | | 800 | 10 | 10 | 65 | 70 | 1,5 | 1,6 | 17 | 2,2 | 2,2 | 400 |
| *Lactant es* | 1er semestre | | 1300 | 10 | 12 | 65 | 95 | 1,6 | 1,8 | 20 | 2,1 | 2,6 | 280 |
| | 2° semestre | | 1200 | 10 | 11 | 65 | 90 | 1,6 | 1,7 | 20 | 2,1 | 2,6 | 260 |

[a] Equivalentes de retinol. 1 equivalente retinol = 1 g de retinol o 6 g de betacaroteno.
[b] Como colecalciferol. 10 g de colecalciferol = 400 UI de vitamina D.
[c] Equivalentes de alfa-tocoferol. 1 mg de alfa-tocoferol = 1 ET.
[d] 1 EN (equivalente niacina) es igual a 1 mg de niacina o 60 mg de triptófano dietético.

**A tener en cuenta.**
Las raciones, expresadas como ingestas diarias a lo largo del tiempo, están destinadas a cubrir las variaciones individuales entre la mayoría de las personas normales, que viven en Estados Unidos en condiciones de estrés ambiental habitual. Las dietas han de basarse en diversos alimentos habituales, con el fin de proporcionar otros nutrientes para los que los requerimientos humanos están peor definidos.

Los pesos y alturas de los adultos de referencia, son medianas reales para la población de Estados Unidos con la edad indicada, según lo comunicado pos la NHANES II. Las medianas de los pesos y las alturas para los sujetos menores de 19 años de edad se tomaron de Hamils y Cols (1979). El uso de estas cifras no implica que las relaciones entre altura y peso sean ideales.

### Requerimientos diarios de Minerales

| Recomendaciones RDA | | | | | | | | | | |
|---|---|---|---|---|---|---|---|---|---|---|
| Categoría | Edad.(años) o condición | Peso (kg) | Altura (cm) | Calcio (mg ) | Fósforo (mg) | Magnesio (mg ) | Hierro (mg) | Zinc (mg) | Yodo (µg) | Selenio (µg) |
| *Lactantes* | 0,0 - 0,5 | 6 | 60 | 400 | 300 | 40 | 6 | 5 | 40 | 10 |
| | 0,5 - 1,0 | 9 | 71 | 600 | 500 | 60 | 10 | 5 | 50 | 15 |
| *Niños* | 1 – 3 | 13 | 90 | 800 | 800 | 80 | 10 | 10 | 70 | 20 |

|  |  |  |  |  |  |  |  |  |  |  |
|---|---|---|---|---|---|---|---|---|---|---|
|  | 4 - 6 | 20 | 112 | 800 | 800 | 120 | 10 | 10 | 90 | 20 |
|  | 7 - 10 | 28 | 132 | 800 | 800 | 170 | 10 | 10 | 120 | 30 |
| Varones | 11 - 14 | 45 | 157 | 1200 | 1200 | 270 | 12 | 15 | 150 | 40 |
|  | 15 – 18 | 66 | 176 | 1200 | 1200 | 400 | 12 | 15 | 150 | 50 |
|  | 19 – 24 | 72 | 177 | 1200 | 1200 | 350 | 10 | 15 | 150 | 70 |
|  | 25 – 50 | 79 | 176 | 800 | 800 | 350 | 10 | 15 | 150 | 70 |
|  | 51 + | 77 | 173 | 800 | 800 | 350 | 10 | 15 | 150 | 70 |
| Mujeres | 11 - 14 | 46 | 157 | 1200 | 1200 | 280 | 15 | 12 | 150 | 45 |
|  | 15 - 18 | 55 | 163 | 1200 | 1200 | 300 | 15 | 12 | 150 | 50 |
|  | 19 - 24 | 58 | 164 | 1200 | 1200 | 280 | 15 | 12 | 150 | 55 |
|  | 25 - 50 | 63 | 163 | 800 | 800 | 280 | 15 | 12 | 150 | 55 |
|  | 51 + | 65 | 160 | 800 | 800 | 280 | 10 | 12 | 150 | 55 |
| Embarazo | 1$^{er}$ trimestre |  |  | 1200 | 1200 | 320 | 30 | 15 | 175 | 65 |
| Lactantes | 1$^{er}$ semestre |  |  | 1200 | 1200 | 355 | 15 | 19 | 200 | 75 |
|  | 2$^{o}$ semestre |  |  | 1200 | 1200 | 340 | 15 | 16 | 200 | 75 |

## A tener en cuenta.

Las raciones, expresadas como ingestas diarias a lo largo del tiempo, están destinadas a cubrir las variaciones individuales entre la mayoría de las personas normales, que viven en Estados Unidos en condiciones de estrés ambiental habitual. Las dietas han de basarse en diversos alimentos habituales, con el fin de proporcionar otros nutrientes para los que los requerimientos humanos están peor definidos.

Los pesos y alturas de los adultos de referencia, son medianas reales para la población de Estados Unidos con la edad indicada, según lo comunicado pos la NHANES II. Las medianas de los pesos y las alturas para los sujetos menores de 19 años de edad se tomaron de Hamils y Cols (1979). El uso de estas cifras no implica que las relaciones entre altura y peso sean ideales.

## Diseño y planificación de dietas saludables

La correcta alimentación, desde un punto de vista cualitativo y cuantitativo, se evalúa a partir de la comida habitual. No se pueden conseguir niveles adecuados de nutrientes si éstos no aparecen en los diferentes alimentos que constituyen los menús que configuran un "plan de dietas", en la cantidad y variedad recomendada.

Para determinar la evaluación de la ingesta en sustancias nutritivas que recibe una población se parte de la identificación de los alimentos consumidos durante varios días, para así conseguir el patrón alimentario que condiciona el perfil nutricional.

Generalmente se estudia el consumo de alimentos durante una semana y, para poder realizar un estudio completo y ajustado, deben considerarse los aportes a lo largo del año teniendo en cuenta el factor estacional, sobre todo en un país como el nuestro, donde las variaciones estacionales son importantes.

Conocer el consumo de alimentos de una persona en un día se denomina "recuento de 24 horas", y constituye un buen ejercicio de reflexión y cálculo de lo que se ha consumido, aunque puede no ser muy indicativo de la comida habitual de esa persona.

La preparación de un plan de dietas para poblaciones sanas ha tenido siempre un alto componente de sentido común, ya que lo más prudente es partir de lo que la gente consume habitualmente, para después establecer los cambios oportunos si proceden.

## La dieta saludable
Una dieta saludable se puede definir como aquella que tiene una proporción de alimentos que se ajusta a la distribución contemplada en la dieta equilibrada en términos de nutrientes.

Los alimentos que la integran son aptos para el consumo, desde el punto de vista de la higiene y la seguridad alimentaria, y su forma de preparación y presentación respeta las características psicosociales del grupo concreto de consumidores.

Respecto del total de las calorías, éstas deben ser aportadas porcentualmente en un 50 a un 55% por los hidratos de carbono, en un 30 a un 35% por las grasas y en un 10 a un 15% por las proteínas (no debiendo ser éstas últimas nunca inferior de 0.75 a 1 g por kg. de peso de la persona y día). Las vitaminas y minerales se ajustarán a las características de la persona en función de su sexo, edad y circunstancias fisiológicas especiales, teniendo en cuenta la referencia de las RDA

Para asegurarnos que no haya carencia en nutrientes, se pueden consultar las tablas de las RDA. Aunque sea difícil, para llegar a saber los nutrientes que se consumen en cada uno de los alimentos, se pueden consultar tablas de composición de alimentos y así, tras los correspondientes cálculos, determinaremos las necesidades reales de nutrientes, para concluir si se están cubriendo o no. Éste es un método bastante complejo y requiere una precisión en el procedimiento, además, estas tablas de composición de alimentos suelen ser modificadas con frecuencia según los diferentes criterios a considerar.

Por tanto, y con carácter orientativo, definiremos la distribución de los aportes calóricos diarios, así como las raciones que se aconseja ingerir de cada grupo de alimentos

Diversos estudios sobre la distribución de las calorías a lo largo del día aconsejan que:

- ✓ Un 25% de las calorías se tomen en la primera comida del día, es decir en el desayuno
- ✓ Un 30-40% en la comida del mediodía
- ✓ Un 10-15% en la merienda
- ✓ Un 20-30% en la cena

La primera Guía Alimentaria en nuestro país fue la "Rueda de los 7 Grupos de Alimentos", de muy fácil manejo. Ateniéndonos a esta clasificación proponemos diseñar un plan de minutas saludables. En este plan no debemos excluir alimentos de ningún grupo de la rueda, siendo su presencia diaria, en términos de raciones:

- ➢ De 4 a 6 raciones de los grupos 3 y 6.
- ➢ De 2 a 4 raciones del grupo 4.

- ➤ De 2 a 3 raciones del grupo 5.
- ➤ De 2 a 3 raciones del grupo 1.
- ➤ De 2 a 3 raciones del grupo 2.

El conjunto de alimentos se preparará, aproximadamente con un contenido entre 40 a 60 gramos de grasa.

Sugerimos una aplicación práctica de esta recomendación mediante un ejemplo de la alimentación de un día:

### *Desayuno:*
Vaso de leche ............................. 1 ración de lácteo (grupo1)
Tostada con aceite ....................... 1 ración de cereal (grupo 6)
1 pieza de fruta (naranja) …........... 1 fruta (grupo 5)
*Media mañana:*
Pincho de tortilla ........................ 1 ración de tubérculo (grupo 3)
  1/2 aporte de proteína (huevo)
  (grupo 2)

### *Almuerzo:*
Arroz con carne.......................... 1 ración de cereal (grupo 6)
  1 aporte proteína (carne) (grupo2)
Ensalada ...............................……… 1 ración de verdura (grupo 4)
Fruta ........................……………….. 1 fruta (grupo 5)
Pan ...............................……………….. 1 ración de cereal (grupo 6)

### *Cena:*
Espinacas rehogadas ................. 1 ración de verdura (grupo 4)
Pescado ...................……………... aporte proteína (pescado) (grupo 2)
Pan ...................……………….... 1 ración de cereal (grupo 3)
Yogur ...................…………......... 1 ración de lácteo (grupo 1)

### TOTAL:
2 raciones de lácteos (grupo 1), 6 raciones de cereales, tubérculos o legumbres (grupos 3 y 6), 2 frutas (grupo 5), 2 raciones de verduras (grupo 4), 2 porciones y media de alimentos ricos en proteínas (grupo 2).

### Criterios para establecer un plan de dietas
Estos son:

- Definición de las características del grupo receptor del plan de dietas.
- Medio geográfico.
- Disponibilidad de alimentos.
- Poder adquisitivo de la población.
- Patrón cultural alimentario, tradiciones, símbolos, creencias, preferencias, aversiones.
- Ajuste a las guías alimentarias.

Valorados estos aspectos que constituyen un denominador común de cualquier plan de dietas, habrá que situar el grupo concreto que va a recibirlo considerando:

- Edad.
- Situación fisiológica especial (crecimiento, embarazo, lactancia).
- Actividad que desarrolla (trabajo sedentario o muy activo), creencias especiales o actitudes hacia determinados alimentos (vegetarianismo), limitaciones impuestas por la religión que practican, etc.
- Habilidades de preparación culinaria
- Disponibilidad de tiempo y de instrumentos para la preparación de los alimentos
- Predominio en la dieta de los hidratos de carbono contenidos en alimentos de origen vegetal (cereales, legumbres, tubérculos, frutas y verduras).
- Presencia importante de hidratos de carbono complejos, verduras y hortalizas, moderando los hidratos de carbono simples (dulces, azúcar).
- Consumo moderado de carnes, pescados y huevos.
- Presencia de productos lácteos en la dieta, muy especialmente durante la niñez y la adolescencia.
- Moderación en el consumo de refrescos.
- Consumo diario de frutas y verduras.
- Fomento de consumo de pescado.
- Moderación en el consumo de sal y preferiblemente se recomienda la "sal yodada".

# CAPÍTULO VII

## ANOREXIA Y BULIMIA

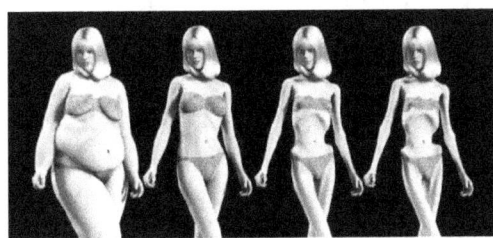

### Introducción

Existe una nueva epidemia que está amenazando la salud e, incluso, la vida de los adolescentes: la anorexia y la bulimia.

Una legión de personas que se va incrementando peligrosamente comienza a alarmar a especialistas en medicina, sociología. La importancia que se concede al aspecto físico en la cultura occidental influye a muchas personas que se sienten descontentas con su imagen.

Parece que tanto la anorexia como la bulimia son especialmente frecuentes desde los años 80, en la cultura de los países desarrollados y en la segunda década de la vida.

En definitiva se trata de una obsesión moderna por la perfección del cuerpo, es la nueva "epidemia del culto al cuerpo".
Esta plaga de la búsqueda de la perfección tiene distintas formas de manifestarse y algunas de ellas difieren notablemente entre sí. Hay trastornos de tipo alimentario como la Anorexia y la Bulimia nerviosas, que vienen de la mano de la denominada "cultura de la delgadez". Otra como la Vigorexia es una obsesión en torno al culto del músculo. La dismorfia corporal conlleva una obsesión reiterada por alguna parte del cuerpo, aunque no exista ningún defecto.

Todos estos trastornos comparten varios síntomas en común, desear una imagen corporal perfecta y distorsionar la realidad frente al espejo. Esto ocurre porque en las últimas décadas, ser físicamente perfecto se ha convertido en uno de los objetivos principales de las sociedades desarrolladas. Es una meta impuesta por nuevos modelos de vida en los que el aspecto parece ser el único sinónimo válido de éxito, felicidad e incluso salud.

Es más preocupante el impacto que los trastornos alimentarios ejercen sobre las mujeres, aunque cada vez hay más hombres con estos. Respecto a la vigorexia es predominante en los varones, pero ya se están detectando casos de mujeres obsesionadas por el músculo. Los trastornos dismórficos afectan por igual a ambos sexos.

Los medios de comunicación tienen mucho que ver con todo esto: constantemente nos llueven mensajes acerca de lo que constituye ser una persona atractiva y de éxito, especialmente dirigidos a las chicas.

La belleza física aparece siempre asociada al éxito social y profesional. Todos conocemos los nombres de las top-models, pero a casi nadie le suenan los nombres de mujeres con logros personales tan importantes como descubrir tratamientos eficaces para una enfermedad o defender los derechos humanos. Las librerías, los programas de televisión, las películas nos ofrecen abundantes modelos de cuerpo ideal que no son de ningún modo ideales: primero porque muchas veces los modelos son montajes de varias fotos retocadas y no existen en la realidad; y segundo, porque es subestimar a las personas el condenarlas al éxito o al fracaso por uno solo de sus múltiples atributos, el aspecto, que además es una de las características más determinadas genéticamente y por lo tanto menos controlable (talla y peso).

De la misma forma que se nos recuerda cómo debemos ser (altos, estilizados, guapos, vestidos a la última) se nos sugiere cómo podemos conseguirlo: dietas milagrosas, operaciones de cirugía estética, productos de belleza y ropa de esa que llevan las escuálidas modelos que vemos en los desfiles. Todas las propuestas son bastante caras, y que no se nos ofrecen alternativas más económicas y saludables como hacer ejercicio, comer de forma equilibrada o simplemente dejar de preocuparnos tanto por nuestro aspecto y dedicarnos a cosas más interesantes para resultar más atractivos.

Por todo esto hablar de anorexia y bulimia es cuestionar nuestra cultura. Necesitamos una renovación de nuestros valores y de nuestras conductas. Necesitamos, sobre todo, definir lo atractivo con parámetros más amplios, para que la mayoría de las personas, y no sólo una pequeñísima parte, pueda sentirse bien con su apariencia personal. Necesitamos poner énfasis en otras características (ingenio, integridad, talento, inteligencia, sentido del humor...) a la hora de evaluar la valía de las personas. En este sentido las medidas que desde el mundo de la política, de la moda o de la salud se están tomando son prometedoras porque van dirigidas a la raíz de estos problemas.

**¿Y por qué los adolescentes son los más vulnerables?**
Seguro que si se piensa se pueden identificar bastantes factores de riesgo:

- ✓ Una gran sensibilidad a la opinión de los demás.
- ✓ Una cierta inseguridad respecto a lo que gusta y lo que se quiere para seguir las modas.
- ✓ Cambios físicos que hacen dudar del propio aspecto.
- ✓ Tiempo libre para consumir mucha televisión y ser el blanco favorito de la publicidad.

Prácticamente todo el mundo tiene algún motivo de queja relacionado con su cuerpo, algún rasgo o alguna parte que le resulta desagradable y trata de disimular. Esto no es nada patológico. Al contrario, una de las mejores cosas que podemos hacer para mejorar nuestro aspecto es conocer nuestros defectillos y tratar de que no se noten demasiado, a la vez que conocemos nuestros puntos fuertes y sabemos resaltarlos.

En este sentido los chicos y las chicas difieren bastante: mientras que ellos suelen evaluar sus cuerpos de forma realista, las chicas se ven habitualmente como más gordas y menos atractivas de lo que las ven los demás. Su queja más frecuente es acerca de la grasa, que se acumula en mayor proporción en sus cuerpos desde la pubertad como parte de su proceso de desarrollo natural. Esta distorsión de la imagen incrementada en las chicas se debe en gran medida a razones sociales y educativas.

He aquí algunas sugerencias para sentirse bien con el propio cuerpo:

> Cuando te mires al espejo, asegúrate de percibir qué es lo que te gusta de tu apariencia y recuérdatelo.
> Rompe el hábito de comparar tu apariencia con la de los demás.
> No comentes o critiques la apariencia de los demás.
> Aprende a vestirte cómodamente, antes que a la moda.
> Cuando conozcas a otros, céntrate en algo concreto al margen de tu apariencia: esfuérzate por ser interesante, ingenioso/a, simpático/a y una persona que sabe escuchar.
> Huye de aquellos medios de comunicación que te hacen sentir mal con tu cuerpo y tu aspecto.
> Elogia a las personas por otras razones que no sean la apariencia física.
> Aprende a valorarte a ti mismo/a por otras cosas que no sean tu apariencia.

Pasemos ahora a conocer los aspectos relacionados con la anorexia y la bulimia:

**¿Qué es la anorexia nerviosa?**
La anorexia nerviosa es un desorden alimenticio y psicológico a la vez. Esta condición va más allá del control del peso: el enfermo inicia un régimen alimenticio para perder peso hasta que esto se convierte en un símbolo de poder y control. De esta forma, el individuo llega al borde de la inanición con el objetivo de sentir dominio sobre su propio cuerpo. Esta obsesión es similar a una adicción a cualquier tipo de droga o sustancia. Hoy en día, se registran cuatro casos de anorexia por cada mil personas.

Las características esenciales de este trastorno son la distorsión de la imagen corporal, sin reconocer el progreso de la delgadez y el sentimiento general de ineficacia personal. Al principio es sólo una cuestión de grados lo que diferencia a la anoréxica/o de los demás:

ante un fracaso o siguiendo el consejo de una amiga surge el deseo de perder peso. Se ponen a dieta y se convierten en grandes expertas en el mundo de la dietética, siguiendo unas consignas mucho más duras y rígidas que las de sus amistades.

Cuando las demás han dejado de hacer dieta, la persona con anorexia continúa. La gente le dice que está muy flaca y a ella le encanta oírlo. Le gusta animarse a seguir perdiendo más peso aún. Comienza a desarrollar hábitos alimentarios particulares y rígidos: sólo come determinados alimentos en determinadas cantidades, parte la comida en pequeños trozos y la separa... Aunque tenga hambre es tal el miedo a dejarse llevar que siente la necesidad de mitigar sus efectos y evitar el aumento de peso bebiendo mucha agua, utilizando laxantes o vómitos o realizando una actividad física exagerada.

Todas estas conductas anómalas se acentúan a medida que progresa la enfermedad, al igual que las complicaciones físicas: la inanición vuelve al organismo mucho más vulnerable a infecciones, problemas gastrointestinales o hipotermia. Se pierde la menstruación, el pelo se cae, la piel se seca y pierde color. A nivel psicológico aparecen síntomas de depresión, cambios de carácter y distorsión en la imagen corporal que suele ir acompañada de una negación del problema. Siguen viéndose gordas a pesar de estar escuálidas o siguen expresando una gran insatisfacción con su cuerpo y su imagen. Su cuerpo se ha convertido en la definición de su valía como personas y a pesar del estricto control que ejercen sobre él, siguen sin gustarse.

## Causas
Actualmente no existe una causa única para la anorexia nerviosa, aunque las investigaciones han arrojado ciertas pistas en el campo médico y psicológico. Al igual que en la bulimia, las causas de la anorexia son múltiples y difíciles de valorar. Todas ellas, tantos las individuales como las familiares, sociales y culturales, deben tenerse en cuenta de cara a un tratamiento.

Algunos expertos creen que esta enfermedad se origina en las altas demandas de la familia y la sociedad: el ciclo destructivo comienza con la presión que el individuo siente por ser delgado y atractivo. El problema se centra, entonces, en una baja autoestima.

Para otros investigadores, la anorexia nace a raíz de otro problema. Este tipo de desorden podría desarrollarse en cierto tipo de familias disfuncionales, ya observadas anteriormente en casos de pacientes anoréxicos. En ellas, los miembros se vuelven tan interdependientes que no pueden alcanzar su identidad como seres individuales. Parte de esta disfunción se traduce en un miedo a crecer por parte de los niños de la familia. Entonces, especialmente las niñas, comienzan una dieta para evitar que sus cuerpos se desarrollen.

A pesar de que las causas orgánicas aún no están identificadas, hay cierta evidencia de que parte de la disfunción se origina en el hipotálamo, una parte del cerebro que regula los procesos metabólicos.

### Síntomas
El síntoma mayor es la disminución o pérdida del apetito. Al inicio es el paciente quien se impone el ayuno, hasta que a partir de cierto momento desaparece realmente el deseo de comer. Evita alimentos que engordan (anorexia de tipo restrictivo) y a veces se provoca el vomito y utiliza laxantes (anorexia de tipo compulsivo-purgativo).

Aunque pierden peso ellos se siguen considerando obesos. Asociada a la anorexia en las mujeres aparece trastorno en la menstruación. La piel suele estar seca y cubierta de un fino vello. Las manos y los pies suelen estar fríos o hinchados. El estomago también sufre consecuencias como inflamación y trastornos en la digestión.
Podemos considerar en la anorexia dos tipos de síntomas: Primarios, denominados psicopatológicos, y secundarios como consecuencia de la pérdida de peso

### Síntomas primarios
- Creciente temor a ser obesos, no disminuyendo este temor con la pérdida de peso.
- Hiperactividad y aumento de la pérdida de peso del orden del 15% del total.

- Negativa al mantenimiento del peso.
- Alteraciones de la imagen corporal.
- Amenorrea de al menos 3 ciclos consecutivos o retardo de la menarquía.
- Acompañado con humor depresivo: ansiedad, tristeza

## Síntomas secundarios
- Estreñimiento.
- Vómitos.
- Malestar en el estómago.
- Sensibilidad al frío.
- Bradicardia.
- Edemas.
- Perdida de la masa muscular.
- No tienen conciencia de la enfermedad, la niegan.

## Tipos de anorexia
- ✓ Restrictiva: es aquella en la que el sujeto no recurre a atracones ni purgas, sino que limitan la ingesta de alimentación.
- ✓ Compulsiva o purgatoria: en este tipo de anorexia el paciente recurre frecuentemente a atracones y purgas (vómitos provocados, laxantes, diuréticos, enemas).

## ¿Cuáles son los síntomas y el perfil de las personas que padecen anorexia?

El diagnóstico de la anorexia se basa no sólo en la ausencia de un origen orgánico definido, sino en la presencia de ciertas características. En este sentido conviene recordar los criterios considerados por la Sociedad Americana de Psiquiatría para el diagnóstico de la anorexia psíquica:
- ➢ Rechazo a mantener el peso corporal por encima del mínimo normal para la edad y talla.
- ➢ Adopción de dietas, que dan a la persona enferma sentimiento de poder y control.
- ➢ Posee un único objetivo, "ser delgado".
- ➢ El carácter es hostil e irritable.
- ➢ Sobreviene la depresión.
- ➢ Realización de actividad física intensa.

- Miedo intenso al aumento de peso o a ser obeso incluso con peso inferior al normal.
- Distorsión de la apreciación del peso, el tamaño o la forma del propio cuerpo.
- En las mujeres, ausencia de al menos tres ciclos menstruales consecutivos en el plazo previsto (amenorrea primaria o secundaria).
- Estreñimiento.
- Preocupación por las calorías de los alimentos.
- Dolor abdominal.
- Preocupación por el frío.
- Vómitos.
- Preocupación por la preparación de las comidas.
- Restricción progresiva de alimentos. Y obsesión por la balanza.
- Preocupación por la imagen y la idea.
- Abundancia de trampas y mentiras.
- Hiperactividad y preocupación obsesiva por los estudios, sin disfrute de ellos.

El perfil de personalidad más frecuente es el de un adolescente responsable, con gran dominio del lenguaje, lo que se llamaría "un hijo/a ejemplar". En la conducta alimentaria suele ser caprichoso y tirano. Su carácter cambia con respecto a la comida y aumenta su irritabilidad.

**Diagnóstico**
La anorexia nerviosa es un desorden difícil de diagnosticar debido a que el paciente esconde y niega su condición de enfermo. Rara vez el individuo anoréxico buscará ayuda pues la pérdida de peso en sí no es vista como un problema. El diagnóstico actual se realiza solamente cuando aparecen otras complicaciones médicas como la amenorrea o problemas gástricos y se basa en cuatro criterios básicos:
- La negación del individuo a mantener el peso del cuerpo cercano a su ideal, según su estatura y edad.
- Un miedo intenso a engordar, aunque el peso sea inferior a lo normal.

- La auto percepción se distorsiona y el individuo no reconoce o asume la extrema pérdida de peso.
- Finalmente, en mujeres que ya tienen su ciclo menstrual, existe una alta probabilidad de amenorrea (suspensión de la menstruación).

## Criterios diagnósticos

✓ Rechazo a mantener el peso corporal igual o por encima del valor mínimo considerando la edad y la talla.
✓ Miedo intenso a ganar peso o convertirse en obeso, incluso estando por debajo del peso normal.
✓ Alteraciones de la percepción del peso y la silueta corporal, exageración de su importancia en la auto evaluación o negación del peligro que comporta el bajo peso corporal.
✓ En las mujeres pospuberales, presencia de amenorrea; por ejemplo la ausencia de al menos tres ciclos menstruales consecutivos

## Tratamiento

El tratamiento va mucho más allá de la recuperación del peso perdido. Paralelamente a una alimentación nutritiva, el individuo deberá someterse a una terapia psiquiátrica. Esto implica que el tratamiento puede ser guiado tanto por un médico clínico, como por un psicólogo. En los casos más extremos, el paciente deberá ser hospitalizado

Hay muchos enfoques distintos pero todos ellos señalan dos fases en el tratamiento de este problema: como primer paso debe recuperarse el peso a través de una realimentación controlada médicamente. La recuperación física trae consigo una mejora en algunos aspectos psicológicos como la percepción de la imagen corporal o la obsesión por el peso.

Una vez que el estado físico ha mejorado, el tratamiento se centra en los pensamientos, sentimientos y conductas que resultan poco adaptativos. Se trata de mejorar la autoestima y de estimular nuevas formas de expresar sentimientos y valorarse a sí mismo, reconciliando a la persona con su cuerpo y sus necesidades.

## Consecuencias físicas

Corazones pequeños.
Niñas de 17 años con corazones del tamaño de una de siete. Quedarse, literalmente, en los huesos está provocando alteraciones en el funcionamiento y en el tamaño del corazón. Los expertos desconocen aún si la recuperación del peso devolverá la normalidad al funcionamiento cardiaco.

Niñas menopáusicas.
La amenorrea (pérdida de la menstruación) es uno de los tres síntomas que sirven para el diagnóstico de la anorexia nerviosa. Dicha pérdida ha sido asociada, junto a un aumento de los niveles de ciertas hormonas, como el cortisol, con la aparición de osteoporosis Dos años de seguimiento de 42 pacientes han servido para constatar que existía una pérdida de densidad ósea, no recuperable ni con un año de tratamiento con estrógenos

## ¿Qué hacer ante un caso de anorexia?
Cuando se sospeche o sepa que una persona tiene una anorexia nerviosa, debe hacer que consulte lo antes posible con su médico de cabecera para que éste le remita a un médico psiquiatra experto o especializado en esta enfermedad. O acudir directamente a un psiquiatra de estas características.

## ¿En qué consiste el tratamiento?
El médico psiquiatra hará un diagnóstico del estado físico y mental de la persona enferma, y según el resultado aconsejará un tratamiento ambulatorio o su ingreso en un hospital o clínica. El tratamiento consiste en corregir las anomalías metabólicas y normalizar la alimentación, junto con un tratamiento psiquiátrico y psicoterapéutico. La familia y personas íntimas de la enferma también deben recibir orientación y ayuda.

El impacto sociológico de la anorexia es marcado y repercute en la identidad del adulto joven. El narcisismo individual y social está en juego. El diagnóstico no es difícil. Lo difícil es el tratamiento, por las implicaciones individuales, los familiares y sociales del síndrome.

Se usan muchos tratamientos:
- Psicoterapia.
- Terapias de comportamientos.
- Terapia medicamentosa.
- Terapia familiar
- Hiperalimentación, etc

Los objetivos más importantes del tratamiento son la corrección de la mal nutrición y la resolución de las disfunciones psíquicas del paciente y su familia. El fracaso en la solución de estos problemas a corto y largo plazo puede abocar al fallo terapéutico

**La bulimia nerviosa**
La palabra bulimia significa hambre de buey y procede del griego boulimos (bous: buey; limos: hambre). Para las personas con bulimia, que afecta diez veces más a las mujeres que a los hombres, la comida es una adicción placentera y autodestructiva.

Es un desorden alimenticio. Esta enfermedad se caracteriza por episodios secretos de excesiva ingestión de alimentos, seguidos por métodos inapropiados para controlar el peso como el vómito autoinducido, el abuso de laxantes o diuréticos y la realización de ejercicios demasiado exigentes para el cuerpo.

Las personas que padecen de Bulimia, poseen una baja autoestima y sienten culpa por comer demasiado, suelen provocarse vómitos, ingieren laxantes y realizan ayunos, debido a esto, presentan oscilaciones bruscas del peso corporal.

El comportamiento bulímico se observa en los enfermos de anorexia nerviosa o en personas que llevan a cabo dietas exageradas, pero la bulimia no produce perdidas de peso exagerada. En un 70% de los casos este trastorno acompañado de anorexia (bulimarexia) y en un 30% se manifiesta como bulimia pura.

La principal diferencia radica en que en la bulimarexia no sólo no hay adicción a los alimentos, sino que hay un rechazo expreso, intercalado de atracones esporádicos. El acceso de bulimia o atracón se inicia con una sensación de hambre voraz e incontenible, con preferencia por los dulces y otros alimentos de alto valor calórico. La frecuencia de los atracones es muy variada y los enfermos pueden darse varios en el mismo día durante varios días seguidos. Con los atracones suelen sobrepasar las 5.000 calorías diarias. Hay bulímicos que han llegado a superar en un día las 25.000 y alguno ha muerto por dilatación aguda de estómago. La bulimia está considerada como una enfermedad invisible porque puede pasar mucho tiempo sin que el entorno del enfermo la perciba.

Este trastorno se caracteriza por la sensación de pérdida de control sobre la cantidad de alimento que uno toma. Algunos de sus síntomas son los atracones frecuentes con sentimientos de tristeza y culpa, vómitos posteriores a un atracón, esconder alimentos y comer a escondidas, historia de dietas y fluctuaciones importantes en el peso, y preocupación extrema por la figura y el peso. Hay personas que no se ajustan a todos estos criterios pero pueden tener pautas alimentarias bulímicas.

## Causas

Al igual que la anorexia, no se ha logrado descubrir una causa orgánica definitiva para la bulimia. Su proceso de gestación comienza cuando existe algún grado de insatisfacción con la apariencia del cuerpo. En este caso, el individuo siempre se considerará con exceso de peso, aunque la realidad sea otra. Así, comenzará a hacer dieta y, viendo que la imagen en el espejo no cambia, la dieta se intensificará hasta llegar a las prácticas bulímicas.

Entre las causas de este problema se encuentran las experiencias de rechazo social o de fracaso que se atribuyen al peso y los consejos de las amigas. La constatación de que en nuestra cultura la delgadez se considera un requisito para el éxito lleva a querer perder peso y empezar dietas estrictas que no pueden seguirse y nos hacen sentir no sólo fracasados, sino también hambrientos. Las dietas se rompen con atracones y la culpabilidad por las calorías consumidas y la posibilidad de engordar llevan al vómito.

Algunos expertos creen que esta enfermedad se origina en las altas demandas de la familia y la sociedad: el ciclo destructivo comienza con la presión que el individuo siente por ser delgado y atractivo. El problema se centra, entonces, en una baja autoestima.

El trastorno puede aparecer a cualquier edad y repetirse en diferentes momentos de la vida, generalmente inducido por acontecimientos vitales traumáticos o negativos separación de la familia para estudiar la carrera; la segunda crisis, divorcio, perdida de un ser querido, etc.

**Síntomas**
Esta conducta está muy relacionada con el área afectiva. Entre ellos destacan los sentimientos de culpa por las ingesta excesivas de alimentos, la sensación de imposibilidad de poderse controlar, los constantes cambios de humor, así como la irritabilidad.

Podemos dividir los síntomas de la bulimia en síntomas físicos, conductuales, cognitivos y emocionales.

Entre los síntoma físicos en primer lugar, podemos percibir callosidades en el dorso de la mano que se forma que se forma como consecuencia de la provocación del vomito. También puede darse tanto la diarrea como el estreñimiento. A consecuencia de todo esto pueden originarse problemas dentales, como caries, perdida de esmalte, etc. También pueden presentarse signos de malnutrición y fluctuaciones de peso.

Entre los síntomas conductuales el más característico es la conducta desordenada relacionada con la comida: comer a escondidas, ingestión de grandes cantidades de alimentos, periodos de ayuna entre crisis, etc. Las conductas desordenadas se dan también en otros aspectos de su vida.

Entre las alteraciones cognitivas destacamos, a diferencia del anoréxico en este caso la persona bulímica si tiene conciencia de su enfermedad pero lo oculta por vergüenza. El bulímico suele tener un auto concepto negativo, pues su falta de control la atribuye a poco voluntad, además suele fijarse metas por encima de sus posibilidades, por lo que raramente las alcanza.

Los síntomas emocionales incluyen cambios bruscos de humor e irritabilidad, desprecio por sí mismo, ansiedad, miedo a ganar peso y deseo compulsivo de perderlo y en los casos más graves pueden llegar a desarrollar fobia social.

Como resumen, podemos concretar que los síntomas de bulimia siempre incluyen episodios recurrentes de:
- ✓ Se comienza con dietas para mejorar el aspecto físico.
- ✓ El deseo de comer alimentos dulces y ricos en grasas es muy fuerte.
- ✓ Los sentimientos de ira, cansancio, ansiedad, soledad o aburrimiento provocan la aparición de ingesta compulsivas.
- ✓ Después de un acceso se siente una gran culpa o se ensayan diferentes métodos para eliminar lo ingerido (vómitos provocados, laxantes, etc.).
- ✓ Ansiedad o compulsión para comer.
- ✓ Vómitos.
- ✓ Abuso de medicamentos laxantes y diuréticos.
- ✓ Seguimiento de dietas diversas.
- ✓ Deshidratación.
- ✓ Alteraciones menstruales.
- ✓ Aumento y descensos de peso bruscos.
- ✓ Aumento de caries dentales.
- ✓ El hábito se arraiga.

En cuanto al perfil de las personas bulímicas es idéntico al de las personas que padecen de anorexia.

**Diagnóstico**
A pesar de que la negación y secretismo complican el diagnóstico de la bulimia, existen cinco criterios básicos para identificar esta enfermedad:

- Frecuentes episodios de ingesta abusiva de alimentos. En este caso, el paciente suele comer cada dos horas una cantidad de comida superior a la que cualquier persona normal desearía.
- Un sentimiento de falta de control durante este episodio o, en su defecto, la sensación de que no puede evitar la necesidad de comer.
- Además de la comida desmesurada, existe un comportamiento compensatorio inapropiado para evitar el aumento de peso. Esta conducta se traduce en el vómito auto-inducido, en el sobre uso de laxantes, diuréticos y enemas o en el exceso de ejercicios físicos.
- Tanto el exceso de comida como las comidas compensatorias deben ocurrir al menos dos veces por semana durante tres meses.
- El comportamiento es influenciado por la imagen corporal.

## Criterios de diagnóstico
Presencia de atracones recurrentes. Un atracón se caracteriza por:

- Ingesta de alimentos, en un corto espacio de tiempo, en una cantidad superior a la que la mayoría de las personas ingerirían en un periodo de tiempo similar y en las mismas circunstancias.
- Sensación de pérdida de control sobre la ingesta del alimento.

Conductas compensatorias inapropiadas, de manera repetida, con el fin de no ganar peso, como son provocación del vomito, uso excesivo de laxantes, diuréticos, enemas u otros fármacos.

Los atracones y las conductas compensatorias inapropiadas tienen lugar, como promedio, al menos dos veces por semana durante un periodo de tres meses. La autoevaluación esta exageradamente influida por el peso y la silueta corporal. La alteración no aparece exclusivamente en el transcurso de la anorexia nerviosa.

## Tratamiento
Los pacientes bulímicos presentan una variedad de complicaciones médicas y psicológicas, las que son normalmente consideradas

reversibles a través de un tratamiento multidisciplinario. Este puede ser liderado por un médico, un psiquiatra y, en algunos casos, por un psicólogo clínico. El objetivo primordial del tratamiento está enfocado en las necesidades físicas y psicológicas del paciente. La meta última es que la persona se acepte a sí misma y logre llevar una vida emocionalmente sana y equilibrada.

Con un tratamiento adecuado la mayoría de las personas que sufren este trastorno mejoran sensiblemente y llegan a liberarse de él. Los elementos básicos de un programa de tratamiento son:

- Cuidado médico.
- Educación y apoyo.
- Planificación de un estilo de vida saludable.
- Eliminación del ciclo de atracones y purgas.
- Terapia dirigida a reforzar la autoestima y resolver problemas.

Para posibilitar una recuperación completa, una persona con bulimia debe:

o Participar activamente en el plan de tratamiento.
o Completar el programa de hospitalización cuando sea necesario.
o Funcionar independientemente en las actividades cotidianas.
o Asistir regularmente a la psicoterapia individual, de grupo y/o familiar.
o Visitar a su internista regularmente para proteger su salud física.
o Demostrar aptitudes eficaces de hacer frente a las cosas.
o Pedir la asistencia cuando sea necesario.
o Ser honesto(a) con su terapeuta e internista. No retener información.

Se debe establecer un plan a seguir bajo supervisión de un terapeuta. (Éste establecerá las bases para el buen fin del tratamiento):

- Voluntad en llevar una pauta de tratamiento.
- Disciplina en las dietas, y con las hospitalizaciones si son necesarias.

- Control de peso en los objetivos proyectados.
- Hacer una vida social normal.
- Regularidad en las consultas individuales o familiares.
- Control médico.
- Fortalecer la personalidad.
- Confianza en el entorno familiar.
- Confianza con su terapeuta.

La obsesión con las pérdidas y ganancias de peso tiene poca incidencia en el peso real y produce efectos indeseados y peligrosos: a nivel físico deshidratación y desequilibrio electrolítico que pueden requerir hospitalización, daños en la garganta y el esófago debidos a las náuseas crónicas, trastornos estomacales y gastrointestinales producidos por los vómitos repetidos o el uso de laxantes.

A nivel psicológico las personas con bulimia están demasiado obsesionadas con el peso y el cuerpo como para disfrutar de las relaciones sociales y de sus vidas. Todas sus energías están centradas en el peso y la comida. Comer ha dejado de ser un placer y se ha convertido en una actividad descontrolada y culpabilizadora. Ya no hay diversión posible para ellas.

**¿Qué consecuencias puede tener una bulimia?**
La bulimia es una enfermedad grave que puede producir serias complicaciones médicas:

- ✓ Alteraciones digestivas: colon irritable, megacolon, reflujo gastrointestinal, hernia de hiato, perforación esofágica, dilatación y rotura gástrica, pancreatitis.
- ✓ Alteraciones metabólicas: descenso de glucosa, cloro, calcio y potasio en sangre. Deshidratación.
- ✓ Alteraciones cardíacas: prolapso de la válvula mitral y arritmia, con riesgo de muerte.
- ✓ Otras alteraciones pueden ser del tipo genitales, óseas y renales.
- ✓ La mortalidad es superior a la de la anorexia, falleciendo por complicaciones médicas derivadas de los "atracones", vómitos y uso de laxantes, o por suicidio.

## ¿Por qué se ha disparado el número de casos?

Han bastado diez años para que las cifras sobre incidencia de anorexia y bulimia en nuestro país se equiparen a las del resto de los países europeos, convirtiéndose así en la tercera enfermedad (la primera es el asma, y la segunda la obesidad) más frecuente entre los adolescentes.

Ahora, aproximadamente, una de cada 100 adolescentes de entre 14 y 18 años cae en las garras de la anorexia, mientras que un 2,4% desarrolla bulimia. Y no sólo el sexo femenino (la anorexia nerviosa afecta 15 veces más a mujeres que a hombres) se está enganchando a los trastornos de la alimentación, también los varones han empezado a verse reflejados significativamente en las estadísticas.

Las investigaciones realizadas están aportando ya algunas respuestas al porqué de este aumento espectacular de casos, así como las razones que justifican esta alarma: los cambios sociales, un mejor diagnóstico, un nuevo comportamiento de la enfermedad y un conocimiento mayor de las consecuencias físicas de padecer trastornos de la alimentación.

Analicemos algunos de estos factores:

### Cambios sociales
*La cultura de la delgadez.*
En las últimas dos décadas, la delgadez se ha convertido en la tarjeta de visita de todos aquellos hombres y mujeres que desean triunfar social y profesionalmente.

Los mensajes que hacen referencia a la imagen corporal son omnipresentes y con ellos se transmite la idea de que estar delgado es el medio para obtener la felicidad y el éxito. La presión es excesiva. Los anunciantes presentan modelos jóvenes anoréxicos como paradigma de deseo sexual; por otro lado, La ropa se diseña y exhibe para los cuerpos delgados a pesar de la realidad de que pocas mujeres podrían llevarlas con éxito. Aunque corren mayor riesgo las personas cuyo sentido de la autoestima se basa en su totalidad en la aprobación externa y apariencia física, pocas mujeres son inmunes a estas influencias.

*Pérdida de hábitos alimenticios.*

La incorporación de la mujer al mundo laboral es otro de los factores sociales del que se están sirviendo la anorexia y la bulimia para su propagación. La ausencia de una persona que se responsabilice de los horarios de comida (un papel tradicionalmente atribuido a la madre) ha facilitado que muchos adolescentes que empezaban su tonteo con la dieta escaparan al control familiar y acabaran transformando una alimentación irregular en una enfermedad grave.

Aspectos tradicionales, como sentarse a la mesa para comer o cenar en familia están desapareciendo de las casas españolas. Este es uno de los motivos que están favoreciendo la expansión de los trastornos de la alimentación. Otra de las conductas rotas en los hábitos alimenticios es, la hora de la merienda. El descontrol a la hora de la merienda ha aumentado. Ahora cada uno abre la nevera y coge lo que quiere. Los niños aprenden a comer mal, de ahí que las costumbres dietéticas que transmitirán a sus hijos también serán erróneas.

Una solución a este problema es introducir una asignatura sobre nutrición en las escuelas, para que los alumnos aprendan cuáles son sus necesidades alimenticias y lleven siempre un estilo de vida sano.

*Mejor diagnóstico*

Las estadísticas no mienten: el aumento de personas que acaba desarrollando un trastorno de alimentación se ha elevado considerablemente. Algunos autores apuntan a que parte de este crecimiento se debe tanto a un mejor diagnóstico.

*Más factores precipitantes.*

Divorcio de los padres, sobreprotección de los hijos, muerte de un familiar, antecedentes familiares de anorexia o depresión o, incluso, ser el primero o el último de los hermanos se han revelado como factores que pueden empujar a un adolescente con predisposición a sufrir un trastorno de alimentación a caer definitivamente en la telaraña de la anorexia o de la bulimia.

**Síntomas.**

| ANOREXIA | BULIMIA |
|---|---|
| Las anoréxicas usan frecuentemente ropas grandes para ocultar su extrema delgadez. Los síntomas son: | Los bulímicos se atracan y vomitan desde una vez por semana a cinco veces por día. Hay otros síntomas observables: |
| Depresión. Se las ve retraídas y su máxima preocupación gira en torno a la comida. | Constante preocupación por la comida. |
| Extrema dependencia a pautas impuestas por otros. | Miedo extremo a aumentar de peso. |
| | Distorsión de la imagen corporal; se ven gordas frente al espejo y se sienten gordas. |
| Exceso de amor a su propio cuerpo haciéndolas olvidar el amor a la vida de relación llevándolas al aislamiento. | Piel seca y pelo quebradizo. |
| | Glándulas inflamadas debajo de la mandíbula como consecuencia de los vómitos, que hace aparecer la cara como más gorda. |
| La autoestima pasa por la balanza. | Depresión y cambios de ánimo. |
| Insomnio e hiperactividad. | Fatiga y sudoración fría debido al rápido cambio de nivel de azúcar en la sangre. |
| | Acuden al baño enseguida después de ingerir alimentos. |
| Cese de la menstruación o postergación de su iniciación. | Vómitos autoprovocados, uso de laxantes y diuréticos. |
| Piel seca y fría, con vello en brazos, cara y espalda. | Rupturas vasculares en la cara o bajo los ojos, pierda de piezas dentales, irritación general del aparato digestivo. |
| Distorsión de la imagen corporal: se ven gordas frente al espejo y se sienten | |

| | |
|---|---|
| gordas.<br>Extremada rigidez en su rutina de ejercicios. Estrictas reglas de alimentación como no tomar líquidos o no comer sin haber hecho ejercicios antes.<br>Lento desarrollo físico y social. | |

**¿Cuáles son las complicaciones graves de la bulimia y anorexia?**

Las complicaciones debidas a los vómitos provocados son las siguientes:

- ✓ Engrosamiento glandular (área cuello).
- ✓ Caries, erosión de la raíz dental, pérdida de piezas dentales.
- ✓ Desgarramiento esofágico.
- ✓ Esofagitis crónica.
- ✓ Inflamación crónica de la garganta, dificultad para tragar.
- ✓ Espasmos estomacales
- ✓ Problemas digestivos.
- ✓ Anemia.
- ✓ Alteración del balance electrolítico.
- ✓ Problemas gastrointestinales e hipopotasemias (concentraciones bajas de potasio en sangre).

Las complicaciones producidas por abuso de diuréticos son:

- ✓ Hipokalemia (descenso del nivel de potasio).
- ✓ Disminución de los reflejos.
- ✓ Arritmia cardiaca.
- ✓ Daño hepático.
- ✓ Deshidratación.
- ✓ Sed.
- ✓ Intolerancia a la luz.

Las complicaciones por el abuso de laxantes son:

✓ Dolores abdominales no específicos (cólicos).
✓ Intestino perezoso (colon catártico).
✓ Mala absorción de las grasas, proteínas y calcio.

**¿Qué deben realizar y que no, los familiares y amigos de las personas afectadas para poder ayudarlos?**

Lo que deben realizar:
  ➢ Muestre cariño a su hijo/a. (el cariño le hará sentirse importante).
  ➢ Ayúdele a encontrar sus propios valores e ideales. (En la mayoría de los casos, los ideales no se alcanzan tan fácilmente).
  ➢ Haga lo necesario para fomentar su iniciativa, independencia y autoestima. (Tenga presente que los anoréxicos y los bulímicos son perfeccionistas y nunca están conformes con ellos mismos. Este perfeccionamiento justifica su insatisfacción).
  ➢ Tenga cuidado con la duración de la enfermedad de su hijo/a u amigo/a. (Los anoréxicos y bulímicos mejoran. Algunos en breve tiempo, muy pocos mueren, pero a veces se presentan casos que requieren largos meses y, en ocasiones, años de tratamiento.)
  ➢ Maneje su ansiedad.
  ➢ Ayude  a que comprenda que para Usted su vida es tan importante como la de él o ella
  ➢ Detectar lo antes posible los síntomas de la anorexia y bulimia.
  ➢ Si se observan actitudes sospechosas, no encubrirlas sino informar a los padres acerca de las mismas.
  ➢ Ante cualquier duda consultar con un especialista en patologías alimentarias.

Lo que no se debe realizar:
  ➢ No imponga que coma. (No le observe ni discuta  acerca de las comidas o de su peso).
  ➢ No se sienta culpable. (muchos padres se preguntan: "¿qué hice mal?". No existen padres perfectos. Usted ha hecho lo mejor que ha podido).

- No deje de lado a su pareja ni a sus otros hijos. (centrar su atención en el hijo/a enfermo hará que su enfermedad se prolongue y destruirá la familia).
- No tenga miedo de tener a su hijo/a separado de Usted. (si la presencia de su hijo llegara a alterar la estabilidad emocional de la familia o si el facultativo le aconseja separarlo temporalmente, no dude en hacerlo).
- No haga comparaciones con compañeros o amigos de éxito.

## ¿Cuál es el comportamiento de un adolescente que padece bulimia o anorexia?

Tanto el adolescente bulímico como el anoréxico son emocionalmente inmaduros y muy dependientes del núcleo familiar. Tiene terror a la madurez sexual y miedo a asumir el rol de adulto.

## ¿Dónde acudir?

Para cualquier consulta, se debe acudir lo más rápidamente posible al médico de cabecera, que se encargará de hacer un diagnóstico y, en caso necesario, solicitará la ayuda de otros profesionales.

## Aspectos socio-culturales y educativos de estos trastornos

Las conductas alimentarias en las personas están reguladas por mecanismos automáticos en el sistema nervioso central (SNC) . La sensación de hambre procede, tanto de estímulos metabólicos, como de receptores periféricos situados en la boca o el tubo digestivo. Se induce la sensación de apetito, que desencadena la conducta de alimentación. Al cesar los estímulos aparece la sensación de saciedad y se detiene el proceso. Las personas normales, en situación de no precariedad presentan unas reacciones adaptadas a los estímulos de hambre y de sed, con respuestas correctas hacia la saciedad.

Desde hace tiempo, el hipotálamo se reconoce como el lugar donde radican los centros del hambre y la saciedad, pero es a través de la corteza cerebral donde se establecen mecanismos mucho más complejos relacionados con la alimentación, que están vinculados a experiencias previas.

Este proceso puede parecer automático y elemental, sin embargo no sólo son aspectos biológicos los que condicionan la conducta alimentaria sino otros mucho más complejos relacionados con experiencias psicológicas (los sentimientos de seguridad, bienestar y afecto que se experimentan a través del pecho materno en la lactancia), sociales ya que desde siempre el acto de comer ha sido eminentemente social y culturales, ya que la forma de comer y las características de los alimentos definen a los diferentes grupos culturales. Así se habla de dieta mediterránea, comida americana, italiana, india..., platos típicos, menús tradicionales, incluso comida basura.

En la actualidad, el acto de comer sigue siendo un fenómeno de comunicación social. A través de la comida el grupo se siente cohesionado e identificado, en la mayoría de los actos sociales la comida ocupa un lugar preferente.

Haciendo historia de los trastornos alimentarios puede decirse que se recogen conductas alimentarias desordenadas desde la antigüedad y en los ágapes era frecuente recurrir al vómito provocado, pero para reiniciar la comilona. El comer abundantemente era privilegio de pocas personas, de ahí que el sobrepeso, la obesidad, era signo de salud, belleza y poder.

Las posibilidades de que este proceso natural de alimentarse se altere son múltiples. En unas ocasiones, la causa es física, enfermedades que dificultan el proceso de la alimentación o alteran el aprovechamiento normal de los alimentos; por último este proceso natural puede verse alterado por factores sociales: religión, cultura, status, moda, etc.

Así existen otros trastornos importantes como pueden ser la obesidad o falta de apetito derivada de enfermedades que las podemos considerar físicas y otras enfermedades que son mentales y desencadenadas por una serie de factores psicológicos, socio-culturales y educativos.

A partir de esta alteración en la conducta alimentaria aparecen los trastornos de alimentación de los que estamos hablando y que son fundamentalmente la Anorexia y la Bulimia nerviosas, quizás los más conocidos y preocupantes y otros a los que nos referiremos brevemente:

**Síndrome del gourmet:** las personas que lo padecen viven pendientes de la preparación, compra, presentación e ingestión de platos exquisitos. Han perdido interés en sus relaciones sociales, familiares y laborales. Se cree que es consecuencia de daños en el hemisferio derecho del cerebro: tumor, golpe hemiplejia... No suelen estar demasiado gordas ni les preocupa su obsesión. Los tratamientos son neurológicos y psiquiátricos.

**Trastorno nocturno:** quienes lo sufren -del 1% al 3% de la población- se levantan a comer por la noche, aunque continúan dormidos. No son conscientes de lo que hacen y no recuerdan nada al despertar. Si les cuentan lo que han hecho, lo niegan rotundamente. A menudo, hacen régimen durante el día. También se da en personas alcohólicas, drogadictas y con trastornos de sueño... Les tratan en unidades de trastornos de sueño.

**Pica:** (de pica, "urraca", en latín). Las personas que padecen este trastorno se sienten impulsadas a ingerir sustancias no comestibles: tiza, arcilla, yeso, trocitos de pintura, almidón, óxido, ceniza... Suele darse entre mujeres con tendencia histérica, embarazadas y como consecuencia de déficits alimentarios serios. También es un hábito cultural de ciertos pueblos.

**Síndrome de Pradrer-Willy:** es un problema congénito asociado a un retraso mental. Si a las personas afectadas por el problema no se les controla el acceso a la comida, comen sin parar hasta que acaban muriendo. Parece estar relacionado con un mal funcionamiento del hipotálamo. El Prozac ayuda a controlar el problema, que no tiene cura de momento.

**Comedoras compulsivas:** las personas que padecen este trastorno se dan frecuentes atracones, durante los cuales sienten que no pueden parar de comer. A menudo comen deprisa y a escondidas, o bien no dejan de comer y picar a lo largo de todo el día. Se sienten culpables y avergonzadas por su falta de control. Tienen todo un historial de fracaso con distintas dietas y regímenes. Suelen ser personas depresivas y obesas.

## ¿Por qué afectan mayoritariamente a las mujeres?

Existen casos dudosos de santas de la antigüedad que posiblemente padecieran anorexia nerviosa, pero al disfrazarse estas actitudes con una vida de penitencia y sacrificio solo nos hacen reflexionar sobre el hecho de que eran mujeres y jóvenes (Santa Wilgerfortis o Santa Liberata, Santa Catalina de Siena, Sor Juana Inés de la Cruz).

La descripción científica de estas enfermedades se remonta al año 1689 en que el Dr. Morton la denomina Consunción nerviosa, y en 1874 los doctores Gull en Londres y Lassegue en París hacen diagnóstico denominándolas Anorexia histérica y Apepsia histérica y señalando que eran consecuencia de interacciones centrales y hereditarias.

Ya en esta época se referían a estos trastornos como propios de mujeres. Freud completó el cuadro con su descripción de las neurosis histéricas haciendo hipótesis psicológicas dentro de sus planteamientos psicoanalíticos y relacionando estos trastornos con la condición femenina (envidia del pene, pérdida de la líbido, etc.).

En 1914 el doctor Simod describió este trastorno como Caquexia Hipofisiaria, señalando que era una enfermedad que afecta a mujeres que tras el parto comienzan a perder peso y mueren. En 1939 Otto Sheehan realizó el diagnóstico diferencial entre Caquexia Hipofisiaria y Anorexia nerviosa.

Para situarnos en el tema señalaré que es a partir de 1925 cuando los cánones de belleza femenina dan un giro importante, ya que con la desaparición total del corsé (se usó casi 4 siglos), la mujer comienza a mostrar su cuerpo de otra manera. En este año aparecen por primera vez los figurines de moda en los que se apunta una estilización progresiva, se acortan los vestidos, se enseñan las piernas y hay una supresión de curvas. Coincide con la incorporación de la mujer al deporte en la alta burguesía y comienza la moda de mujeres delgadas que incluso se vendaban el pecho para iniciar el sutil camino a la androginia.

Esta progresiva exhibición del cuerpo femenino es imparable y hace que la mujer se preocupe ya que comienza a ser observado y criticado. Sin embargo las modelos de belleza de los años cincuenta como Marilin Monroe o Ava Gadner siguen mostrando una mujer más llena de curvas, aunque no gorda.

Es a partir de los años 50 cuando la preocupación por los trastornos de alimentación es evidente porqué se empiezan a estudiar desde diferentes líneas, considerando no sólo los factores biológicos y psicológicos sino también los sociales y educativos que influyen en esta nueva cultura de la delgadez.

También el papel de la mujer es analizado a partir de los años 60, no sólo en relación con la moda, sino por el cambio social que se produce a partir de su incorporación masiva al mundo laboral. La ausencia de una persona que se responsabilice de los horarios de comida (papel tradicionalmente atribuido a la madre) la desaparición del hábito de comer en familia, la supresión de la merienda y la cena se destacan como factores que pueden conducir a una dieta errónea.

Vemos como estos trastornos de la conducta alimentaria afectan mayoritariamente a mujeres a través de todos estos factores, pero no hay que culpabilizarlas por este cambio social de hábitos en la alimentación familiar, puesto que también hay que considerar los diferentes estilos de vida que han impuesto los trabajos de jornada prolongada (tanto para hombres como para mujeres) los traslados en la ciudad a los centros de trabajo, el frenético ritmo urbano que han propiciado que el comer fuera de casa sea a veces imprescindible.

Sin embargo en todas las definiciones de estos trastornos aparece que afecta mayoritariamente a mujeres, en el caso de la anorexia nerviosa se habla de prepúberes y adolescentes y en menor medida a adultas y a varones jóvenes.

Todas las estadísticas señalan que el 90% son mujeres entre 14 y 18 años, aunque la edad va descendiendo peligrosamente hacia niñas menores de doce años.

Si una de las características de la Anorexia y la Bulimia nerviosas es el temor obsesivo a engordar y un peculiar trastorno del esquema corporal que les hace verse más gruesas de lo que están, vemos que la obsesión con la cultura de la delgadez es más fuerte entre las mujeres.

Los cánones de belleza actuales y el rechazo social a la obesidad femenina hacen que las adolescentes sientan un impulso irrefrenable de estar tan delgadas como las modelos "top models" que la publicidad y medios de comunicación presentan a diario.

No es casual que el perfil de la joven anoréxica sea mayoritariamente el de una chica responsable y estudiosa, que desea realizar correctamente su rol social y que tiende a un perfeccionismo exagerado.

Los mensajes educativos dirigidos a las jóvenes sobre todo estimulan a que hay que ser doblemente responsable que los chicos para conseguir éxito en la vida profesional y compatibilizarla armoniosamente con la familia.

Uno de los índices para lograr el éxito y la aceptación social va a ser tener un físico apropiado, estar delgada, y dado que la pérdida de peso puede realizarse con voluntad y esfuerzo he aquí el reto por el cual se va a empezar a ser responsable "también" en este terreno.

A los 15 años una de cada cuatro chicas hace régimen en España, sin que en casi ningún caso tengan problemas de sobrepeso. A la pregunta de ¿"te ves gordo/a aunque los demás te vean delgado/a?" el 58 % de estas chicas de 15 años contestó afirmativamente frente a un 19% de chicos.

En Suecia y EEUU ya hay un 16% de chicas menores de 16 años que hacen dieta, algunas reconocieron que la comenzaron a los 9 años.

Es curioso observar que las lesbianas tienen el índice de trastornos alimentarios tan bajo como el de los chicos heterosexuales; sin embargo en los chicos homosexuales este índice se sitúa a la par que las chicas heterosexuales.

Existe un anhelo de perfeccionismo corporal latente tanto en chicos como en chicas pero los varones tienen (por el momento) unos modelos más musculados, no tan delgados. Pero ya está apareciendo una nueva enfermedad llamada "Vigorexia" que consiste en una actividad física exagerada en los chicos, especialmente en gimnasios que se convierte en obsesión ya que a pesar de su musculación se miran en el espejo y se ven enclenques.

El impacto entre la población adolescente de programas de TV sobre todo videos musicales influyen en estas tendencias.

El psiquiatra Carlos Delgado reflexiona sobre que la anorexia y la bulimia nerviosa no son enfermedades de niñas tontas que desean ser delgadas. Son personas con una grave perturbación psicológica. Muy frágiles. En un momento dado se ven frente a un conflicto: no pueden evolucionar psicológicamente como personas ni pueden crecer, el conflicto es angustioso. Deciden crecer retrasando su desarrollo. Requieren mucha ayuda.

La detención precoz y un buen diagnóstico son las primeras armas para combatirlas pero es preciso realizar programas de prevención y promoción de la Salud desde los ámbitos familiares, educativos y sociales.

**Actuaciones para prevenir y ayudar en este tipo de trastornos**
 ✓ Enseñar y educar desde la infancia, en la familia y en los centros escolares, a llevar una vida saludable inculcándoles hábitos de alimentación sana y de actividad física adecuadas a sus facultades.

 ✓ Ayudarles con comprensión y confianza a conocer su propia realidad biológica y psíquica, sus capacidades y limitaciones infundiéndoles seguridad en sus propios valores, de forma que puedan sentirse a gusto consigo misma y se acepten como realmente son.

✓ Fomentar la autonomía y criterios capaces de evitar que los excesivos mensajes de los medios de comunicación y la publicidad sobre una imagen corporal falsamente perfecta, se convierta en una meta a conseguir y en un modelo que se olvida de los valores integrales de la persona.

✓ Es muy conveniente realizar las comidas en familia, a ser posible nunca en solitario, aprovechándolas para una verdadera comunicación y contacto.

✓ Evitar proponerles metas académicas, deportivas, o estéticas inalcanzables con arreglo a su capacidad mental o constitución física, ya que ello les podría producir una disminución de su autoestima.

✓ Si precisan perder peso por razones de salud, hacerlo siempre con un estricto control médico. Si manifiestan su deseo de perder peso innecesariamente o comienzan a reducir su alimentación y ante la más mínima sospecha de pérdida excesiva o reducción anómala de su alimentación, consultar con especialistas de atención primaria.

✓ Es preciso saber que la preocupación continua por la comida en este tipo de trastornos alimentarios se convierte en algo obsesivo, que la persona no puede dejar de hacerlo con el consiguiente sentimiento de confusión y estados de ansiedad y depresión.

✓ Cuando ya se haya detectado el trastorno alimentario, utilizar la calma y el sosiego para la búsqueda de soluciones, y para ello, la familia no se debe culpabilizar ni recriminar estas conductas. Todo ello ayudará a una mayor eficacia. En estos casos es importante buscar ayuda a través de los dispositivos sanitarios de atención primaria quienes evaluarán el problema y lo derivarán si procede a otros ámbitos de atención especializada y de salud mental en su caso.

✓ Es conveniente agruparse en asociaciones de familiares con personas afectadas o grupos de ayuda mutua para intentar mejorar la atención a estos problemas, y sensibilizar a la sociedad sobre este tipo de enfermedades. Estas asociaciones realizan acciones reivindicativas para conseguir una mejor asistencia médica y psicológica denunciando a los medios de comunicación por la utilización de mensajes negativos.

✓ Todas las personas relacionadas con la educación también tienen un papel importante en la detección precoz de estos trastornos, observando los comportamientos, cambios emocionales y de aspecto físico que pueden hacer pensar en este tipo de trastornos alimentarios.

**Prevención desde el aula**

Los mismos consejos que se ofrecen en el folleto para prevenir y ayudar en este tipo de trastornos pueden servir para que desde el sistema educativo se comience a trabajar desde la infancia. Estos mensajes deben ser enmarcados en una Educación para la Salud entendiendo este concepto no solo en la prevención de estas enfermedades sino en un espacio más amplio y positivo de promoción de salud ya que el centro educativo no puede permanecer al margen, sino que debe elaborar proyectos y programas en este ámbito.

En este tema transversal que lógicamente debe aplicarse tanto a alumnos como a alumnas hay que hacer especial hincapié en incidir no solo en los aspectos de buena nutrición y dietas equilibradas que ya se abordan, sino en otros mensajes:
- Como defenderse del culto excesivo al cuerpo.
- Los inconvenientes de ser perfectos/as.
- Cómo mejorar la autoestima.

Las personas con trastornos de alimentación han adquirido unos conocimientos a veces exhaustivos de la buena alimentación.

Conocen perfectamente las dietas saludables, saben más de calorías, grasas, proteínas, que el resto del alumnado.

Ocurre que cuando empiezan con sus dietas restrictivas emplean estos conocimientos suprimiendo precisamente los alimentos que necesitan para su correcto desarrollo y recurriendo a productos "lights". A veces estas informaciones les llegan desde las propias dietas que suelen utilizar sus madres o profesoras, recurren a laxantes y diuréticos y comienzan en el caso de las bulímicas a provocarse vómitos cada vez más frecuentes.

También los mensajes publicitarios van a ayudar a que esta conducta errónea se considere como una obligación, la adolescente recibe el mensaje: "Debes estar delgada"; la delgadez tiene prestigio, lo propio, lo natural, lo redondo molesta, perjudica. El grado de insatisfacción con el esquema corporal se empieza a producir en la infancia, hay una condena y rechazo de los niños y niñas con algo de gordura, es el insulto más frecuente en la escuela: "Te estás poniendo como un cerdo, pareces una vaca, gorda, ballena etc....".

Así muchas familias comienzan también a influir en sus hijos/as obligándoles casi con crispación a visitar a pediatras y a restringir su alimentación por temor a la obesidad.

Es preciso por lo tanto reorientar desde la escuela las ideas erróneas sobre la percepción de un cuerpo saludable, que no tiene porque ser excesivamente delgado.

En la escuela se pueden observar fácilmente cambios físicos y psicológicos que van a hacer reflexionar sobre qué chicas sobre todo están comenzando a padecer trastornos de alimentación. Los adelgazamientos exagerados o muy rápidos, la palidez, tristeza, signos de ejercicio físico agotador, aislamiento, incomunicación son signos de que puede haber problemas.

Es fundamental potenciar la autoestima, ofrecer modelos humanos no estereotipados y favorecer positivamente las diferencias estableciendo medidas de acción positiva para compensar posibles situaciones de menosprecio en el ámbito escolar.

La prevención en la escuela va a consistir fundamentalmente en desarrollar habilidades personales y sociales, potenciar hábitos y actitudes saludables, así como promover una acción responsable y solidaria con la comunidad.

A través del denominado "currículo oculto" es decir los valores y actitudes que se encuentran de forma implícita en el qué hacer cotidiano de las clases, conducta del profesorado repartición de papeles etc., se puede influir también positiva o negativamente en los trastornos de alimentación.

Es preciso que los programas que se desarrollen para esta prevención contengan mensajes positivos y no excesivamente dramáticos.

**Vigorexia**
La vigorexia es un trastorno mental denominado así por el psiquiatra estadounidense Harrison G. Pope del Hospital Mac Lean de la Facultad de Medicina de Harvard en Belmonte (Massachusetts) y sus colegas de las Universidades de Providence y de keele.

Sus estudios publicados en la revista Psychosomatic Medicine, los realizaron entre adictos a la musculación, y comprobaron que entre los más de nueve millones de estadounidenses que acuden regularmente a gimnasios cerca de un millón podrían estar afectados por este desorden emocional.

Sus síntomas son evidentes, los que la padecen tienen tal obsesión por verse musculosos que se miran constantemente en el espejo y se ven enclenques. Sentirse de este modo les hace invertir todas las horas posibles en hacer gimnasia para aumentar su musculatura.

Se pesan varias veces al día, y hacen comparaciones con otros compañeros de gimnasio. La enfermedad va derivando en un cuadro obsesivo compulsivo que hace que se sientan fracasados, abandonen sus actividades y se encierren en gimnasios día y noche.

También siguen dietas bajas en grasas y ricas en hidratos de carbono y proteínas para aumentar la masa muscular y tienen más riesgo de abusar de sustancias como hormonas y anabolizantes esteroideos.

Aunque a la vigorexia se le denomina "la anorexia de los 90" es un trastorno mental diferente, no es estrictamente alimentario, pero sí comparte la patología de la preocupación obsesiva por la figura y una distorsión del esquema corporal.

La vigorexia todavía no está incluida en las tablas de trastornos psicológicos o psiquiátricos y se le considera una dismorfia corporal, ya que también se le conoce como dismorfia muscular.

Así los pacientes aquejados de vigorexia comparten con los dismórficos y anoréxicos los mismos pensamientos obsesivos y siguen unos rituales reiterativos ante el espejo que les devuelve su imagen distorsionada.

Estos trastornos derivados de la excesiva preocupación por el cuerpo que nos inunda en este final de siglo se están convirtiendo en una verdadera epidemia. Desear una imagen perfecta no implica padecer una enfermedad mental, pero sí aumenta las posibilidades de que aparezca.

Aunque biológicamente hay explicaciones a estos trastornos, por desequilibrios en los niveles de serotonina y otros neurotransmisores cerebrales, no cabe duda de que los factores socio-culturales y educativos tienen una gran influencia.

Por ello los tratamientos de las personas afectadas por vigorexia tendrían que ser multidisciplinares y combinar la farmacología con terapias cognitivo-conductuales.

Desde la prevención apostamos por ofrecer desde los medios de comunicación modelos humanos no estereotipados y enseñar desde la infancia a defenderse del culto excesivo al cuerpo y la obsesión por la perfección.

# Dismorfia corporal

Una historiadora, Almudena Albí en su libro "Tu cuerpo es tuyo" (Editorial Aguilar) expone como liberar a hombres y mujeres de la esclavitud de los cánones de belleza. La meta, dice, es estar moderadamente preocupada por el cuerpo sin que se convierta en una obsesión. Lo ideal no es el canon impuesto por las revistas de belleza y los modelos publicitarios, sino estar contenta con una misma y aceptarse como se es.

Hay otro tipo de trastorno que afecta a una gran mayoría de la población y que comienza en la adolescencia. ¿Quién no se ha sentido alguna vez acomplejado por el tamaño de su nariz? ¡Qué sufrimiento se tiene con el acné en la pubertad!

Estos complejos agudizados igualmente por la obsesión de la belleza física se convierten a veces en auténticas enfermedades mentales con ansiedad, depresión, fobias, movimientos compulsivos-repetitivos (sobre todo miradas al espejo) y que conducen a la llamada Dismorfia corporal.

Fue en 1886 y por el doctor italiano Morselli cuando se acuñó el término de dismofia corporal. Ya Freud había descrito en su literatura científica el caso del "Wolf-man, hombre lobo" una persona que a pesar de tener un exceso de vello corporal centraba su excesiva preocupación por el físico en su nariz. La veía horrible, prominente y llena de cicatrices.

Existe un amplio número de personas que están más o menos preocupadas por su apariencia, pero para ser diagnosticado de dismofia, el afectado tiene que sufrir reiteradamente una obsesión con una parte de su cuerpo que le impida llevar una vida normal.

Algunas estimaciones apuntan que un 1% de la población sufren este trastorno. Algunos de sus síntomas son:

- Dedican varias horas al día a pensar en el defecto corporal que creen tener.

- Suelen mirarse al espejo de forma continuada y como en el caso de la anorexia, bulimia y vigorexia, este les devuelve una imagen distorsionada de la realidad.

Las partes del cuerpo más frecuentes de obsesión son de mayor a menor grado, piel, pelo, nariz, ojos, orejas, piernas, rodillas, pecho, genitales o la creencia de que su cara es asimétrica.

Suele empezar a manifestarse en la adolescencia, y se mortifican continuamente interrogando a amigos y familiares sobre su aspecto. Muchos de ellos recurren a la cirugía estética para zanjar su "manía". Pero la dismorfia corporal es un trastorno mental, no físico y a pesar de estas operaciones no consiguen mejorar.

La solución a este problema suele ser una atención farmacológica con tratamientos como el Prozac y otros antidepresivos y ansiolíticos. Pero es preciso apoyarse en la psicoterapia, ya que son personas que deben aprender a recuperar la autoestima y perder el miedo al fracaso.

La psicóloga Isabel Pinillos especialista en las terapias a pacientes con trastornos obsesivo-compulsivos habla en su libro "Obsesiones obsesivas" de casos de dismorfia corporal. Emplea con ellos un método llamado "sistema motivo" que es una terapia activa que requiere el compromiso y el esfuerzo del paciente para que este pueda curarse.

Hay otros trastornos de tipo obsesivo-compulsivo que sin estar relacionados con el esquema corporal aparecen también en la infancia y la adolescencia. A veces el perfeccionismo, el miedo al fracaso, el temor al ridículo, al que dirán, la limpieza y las enfermedades conducen a gente muy joven e inteligente al inicio de estos procesos.

Hasta hace poco se consideraban estos trastornos, tanto los alimentarios como los de vigorexia y dismorfia corporal como manías propias de la edad del crecimiento y que se corregirían con la edad.

Hoy día, sin caer en el alarmismo hay que estar preparados desde la familia y la escuela para la detección precoz de los mismos y sobre todo para la prevención.

# CAPÍTULO VIII

## EL PAPEL DE LA FAMILIA

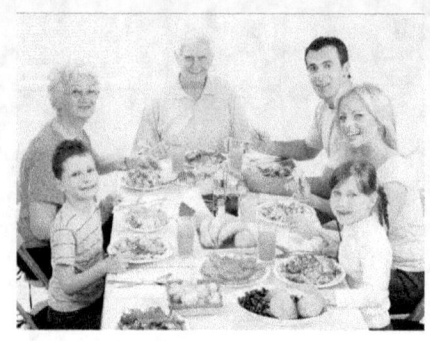 Niños y niñas aprenden a relacionarse con la comida a través de las costumbres alimentarias que observan en el hogar. Igual que imitan de sus progenitores gestos, opiniones y comportamientos, aprenden de ellos las pautas de alimentación (hábitos, preferencias, costumbres, etc.). Por este motivo es importante tomar conciencia dentro de la propia familia de cuáles son los hábitos de alimentación y procurar mejorarlos.

Sí desde edades tempranas, niños y niñas observan que en sus casas hay menús variados y son estimulados a experimentar alimentos de diferentes sabores, texturas y colores, es probable que disfruten más de la comida y que, cuando crezcan, sean capaces de cuidar de su propia alimentación.

La vida laboral actual impone muchas limitaciones. Una de ellas es la dificultad para coincidir en casa a las horas de comer todos los miembros de la familia. A pesar de ello, es conveniente intentar comer juntos a menudo, al menos una vez al día. Las comidas en familia son oportunidades para aprender y relacionarse. Para que sea más fácil, conviene tener en cuenta:
  ✓ Disponer de tiempo suficiente para comer sentados y charlar. Esto permite disfrutar de la comida, paladearla y masticarla bien.
  ✓ La conversación debe ser agradable, aprovechando para comentar los sucesos del día, las experiencias de cada cual, los proyectos para el fin de semana...

- ✓ Olvidarse de la televisión y el teléfono: interrumpen o anulan la conversación familiar. Las noticias se emiten varias veces al día, pero coincidir todos en la mesa ocurre normalmente sólo una vez.
- ✓ Los mensajes educativos tienen más efecto cuando se hacen en tono constructivo.

Es preciso algo de paciencia y mucho de constancia para que los menores de la familia vayan adquiriendo buenos hábitos, como:
- ➢ Estimular a niños y niñas a elaborar menús, a decorar platos y a ensayar recetas.
- ➢ Ayudar a preparar las comidas.
- ➢ Masticar despacio.
- ➢ Usar los cubiertos.
- ➢ Poner la mesa y recogerla después de comer.
- ➢ Lavarse los dientes después de cada comida.

En el caso de niños y niñas de menor edad, es importante mantener cierta flexibilidad en el proceso de adquisición de estos hábitos. Conviene que se respeten sus preferencias personales, pero sin consentir caprichos continuos. En algunas épocas se tiene menos apetito. Durante la infancia esto suele coincidir con etapas en que el crecimiento es algo más lento y, por lo tanto, la necesidad de nutrientes es menor.

Acompañar a las personas adultas a hacer la compra puede brindar oportunidades en que niñas y niños aprendan hábitos que serán de utilidad para ir adquiriendo autonomía y responsabilidad. Por ejemplo:
- • Desde los 3-4 años se les puede pedir un poco, más adelante, se les puede encomendar que cojan determinados productos en el parte de la lista de la compra en los supermercados, explicándoles qué son y por qué son importantes para la salud. Más tarde serán capaces de hacer compras menores en una tienda cercana.
- • En cualquier ocasión se les puede enseñar a leer las etiquetas de los alimentos y a valorar los nutrientes que van a consumir.

- Conviene que, al llegar a la adolescencia, tanto los chicos como las chicas hayan adquirido hábitos saludables en su alimentación, conocimientos básicos sobre la nutrición y cierto grado de autonomía en este aspecto. De ese modo podrán afrontar mejor las presiones sociales.

Otras actividades que pueden realizarse en familia y que contribuyen a que chicas y chicos aprendan a alimentarse mejor pueden ser:
- Comentar de manera crítica los anuncios de alimentos que aparecen en la televisión u otros medios.
- Planificar los menús, incluyendo sugerencias de todos y alternando diversos platos.
- Compensar comidas que gustan menos con otras que gusten más.

La rápida integración de la mujer al mercado laboral no ha producido la mayor implicación de los hombres en la vida doméstica.

Aunque estamos en el proceso de adoptar las medidas necesarias para una auténtica igualdad y corresponsabilidad, la situación ideal no ha llegado aún. Ésta es una de las características de nuestra sociedad y ha producido cambios importantes en los modelos de organización familiar y la búsqueda de nuevas formas de alimentación familiar corresponsables, procurando el mantenimiento de la calidad nutricional y respetando las preferencias familiares. Hoy en día, uno de los retos con los que se encuentran tanto las madres como los padres, es garantizar una buena alimentación familiar teniendo en cuenta las limitaciones de tiempo existentes.

La falta de un modelo de organización familiar y social corresponsable que sustituya el de la sociedad desigual que sigue presente en nuestra cultura continúa produciendo una situación inestable que busca su equilibrio.

Se recurre cada vez más a la compra y consumo de comidas precocinadas, de fácil preparación y de larga conservación. Para algunas personas esta forma de alimentación es sinónimo de mala alimentación, aunque no siempre es así. Una de las razones es porque estas comidas llevan conservantes, y muchas personas creen que los conservantes son perjudiciales para la salud.

Sin embargo, se debe saber que los conservantes so n garantía de que el consumo de esos alimentos es seguro para la salud, porque impiden el desarrollo de bacterias u hongos que pueden alterar los alimentos y por ello causar enfermedad. El problema no son tanto los conservantes como que estos productos suelen estar cargados de grasas, sal o azúcar en cantidades desproporcionadas.

Otras personas no se preocupan tanto de la calidad de su alimentación porque consumen complementos alimenticios que cubren las deficiencias de aquélla. Sin embargo, el consumo de estos complementos es recomendable para cubrir carencias nutricionales que se den en determinados momentos, pero nunca deben sustituir a una dieta equilibrada y variada. Una de las muchas consecuencias positivas que aporta una dieta variada es que los distintos nutrientes interaccionan entre sí produciendo unos beneficios cuando se consumen juntos que no se dan con el consumo de los complementos.

Uno de los inconvenientes para hacer la comida en casa es la falta de tiempo; sin embargo, hoy en día es rápido y cómodo preparar comidas calientes en poco tiempo, que se pueden conservar durante varios días en el refrigerador, sin pérdida de valor nutricional.

Debido a las dificultades para compatibilizar los horarios familiares, algunos chicos o chicas deben hacer alguna comida en solitario. Se pueden tener preparadas porciones de alimentos ya cocinados, para calentar en el microondas o preparar de otro modo. Pero también es deseable estimular un cierto grado de autonomía, animándoles a preparar sus propios menús e indagando después qué es lo que han comido y alabar las opciones saludables

**Fiestas y cumpleaños**
Los cumpleaños y fiestas son ocasiones en que la comida juega un papel importante. Los menús de las celebraciones suelen contener excesiva cantidad de calorías, pues quienes ejercen de anfitriones desean agasajar a familia y amistades. Pero ten en cuenta que:

- Las fiestas infantiles se convierten en una oferta casi continua de alimentos atractivos para niños y niñas, pero inadecuados desde el punto de vista de la nutrición.
- Recuerda que los dulces y chocolates están en la zona de la pirámide nutricional que recomienda un consumo muy escaso.
- Es difícil renunciar a estos alimentos en las fiestas, pero quizá se puedan sustituir los refrescos por batidos y muchas de las golosinas por macedonia de frutas y zumos.
- Lo más importante para niñas y niños será contar con juegos divertidos y con la atención de las personas adultas que quieren agasajarles

## El centro comercial

Los fines de semana suele ser habitual ir en familia al centro comercial y aprovechar para hacer compras, ir al cine o entretenerse de otras maneras. Ver una película con una gran ración de palomitas, un refresco y golosinas es lo habitual, aunque a continuación se vaya a ir a un restaurante.

Sin embargo, el cine es un entretenimiento pasivo. Si no se va a gastar energía, no tiene mucho sentido comer tantas chucherías, por lo que los progenitores deben aconsejar a niños y niñas que beban agua y dejen los dulces (quizá) para la salida.

## De tapas o en un restaurante

Hoy en día hay estupendas ofertas de menús familiares abundantes, por precios asequibles a la mayoría de los bolsillos. Y además, ofertas múltiples: raciones dobles, postre gratis, regalitos...; es decir, más y más oportunidades de comer en exceso.

Además de analizar el precio y contenido del menú, los progenitores pueden moderar las cantidades de diversos modos:
- ✓ Pedir cosas para picar todos del centro en lugar de pedir el clásico menú infantil.
- ✓ Incluir siempre una ensalada.
- ✓ Evitar las salsas y moderarse en los fritos.
- ✓ Compartir raciones (pues cada vez son más grandes los platos).

## Las chucherías

Consumir chucherías es una costumbre muy extendida en la infancia, fomentada a menudo por los familiares que utilizan los dulces como regalo o como forma de recompensa.

LA MAYORÍA DE LAS PERSONAS SABE QUE N0 CONVIENE TOMAR CHUCHERÍAS, PERO SIGUEN COMPRÁNDOLAS, POSIBLEMENTE PORQUE N0 SE HAN PARADO A VER CUÁL ES SU COMPOSICIÓN, Y N0 CONOCEN SU IMPACTO EN LA NUTRICIÓN.

Reflexionando un poco, es posible darse cuenta de que:

> ➢ Las chucherías aportan bastantes calorías, puesto que suelen contener muchos azúcares y grasas; sin embargo, no suelen contener nutrientes esenciales (ni calcio, ni hierro, ni vitaminas). Es decir, que "engordan" pero "no alimentan". Muchas de las grasas utilizadas en la fabricación de las golosinas contienen ácidos grasos "trans", que son perjudiciales para el nivel de colesterol.

Suele ser muy frecuente en la etapa escolar tomar chucherías al salir de clase y, en cambio, dejarse parte de la comida de casa. Cuando se han tomado chucherías, se reduce el apetito y posiblemente la comida que se haga a continuación sea incompleta.

Sin darse cuenta, niños y niñas gastan sus propinas en algo efímero. Sumando el gasto de cada día, de cada mes, es posible descubrir que el dinero gastado puede ascender a más de 400 euros al año por persona.

¿**Qué son**?: De forma coloquial, se llaman "chucherías" a un conjunto de productos alimentarios dulces y salados, de formas y sabores diversos, que se toman a cualquier hora del día.

Las golosinas son las chucherías de sabor dulce. Hay muchos tipos: caramelos duros y blandos, chocolatinas, gomas, regaliz, etc. Contienen azúcar, gelatina, colorantes y aromas artificiales. En el caso de los chocolates, también contienen grasas, algunas de las cuales proceden del coco y de la palma y son perjudiciales.

Se suele llamar SNACKS a otros productos, hechos generalmente a base de cereales, con cantidades variables de grasa y sal. Su composición nutricional suele incluir una pequeña parte de proteínas, un 46% de hidratos de carbono y un 48% de grasas, de las cuales la mitad suele ser perjudicial.

En ambos tipos, Se emplean sustancias añadidas que contribuyen a aumentar su atractivo (sabor, color, etc.), algunas de las cuales tienen capacidad para evadir los mecanismos naturales de control del apetito.

El contenido real de nutrientes no siempre se conoce o no está claramente descrito en el etiquetado. Dentro del grupo de chucherías se pueden incluir también:

- ✓ LOS REFRESCOS, que son bebidas a base de agua, azúcares y aromas artificiales. Aunque cada lata contiene el equivalente a 6 terrones de azúcar, no aportan ningún nutriente esencial.

- ✓ Los HELADOS. Algunos se componen de agua, azúcar y colorantes. Otros además tienen grasa láctea o de otro origen. Aportan muchas calorías y grasas saturadas, por lo que deben limitarse.

**El menú de cada día en familia**
El organismo humano necesita recuperar la energía periódicamente y por eso conviene hacer cuatro o cinco comidas a lo largo del día.

Esto, favorece varios aspectos del metabolismo:

- ➤ Hay más oportunidades de tomar diversos tipos de alimentos y equilibrar la dieta.
- ➤ Se toma menos cantidad de energía en cada comida, con lo que es más fácil mantener un peso saludable.
- ➤ Disminuyen las oportunidades de comer con avidez (como se hace cuando se tiene mucha hambre porque han pasado demasiadas horas después de la última comida.

# El desayuno

La mayoría de los niños y niñas toman algún alimento antes de ir al colegio; sin embargo, son pocos los que hacen un desayuno completo, con suficiente aporte calórico. Esto significa que empiezan la jornada escolar con poca energía y posiblemente tengan dificultades para concentrarse en las clases.

La mejor estrategia consiste en despertarse con tiempo suficiente para preparar y degustar un desayuno completo en familia. Todos pueden colaborar: haciendo el zumo, preparando las tostadas o poniendo la mesa.

Si no es posible a diario, al menos los fines de semana. Empezar el día con una buena reserva de energía contribuye al equilibrio de la dieta de cada jornada y, en la etapa escolar, favorece que las niñas y los niños mejoren su capacidad de aprender y de concentrarse en clase.

Una ventaja añadida de desayunar bien es que favorece el equilibrio en el resto de las comidas del día. Se ha comprobado que, en la edad infantil y juvenil, las personas que hacen un buen desayuno tienen menos riesgo de sobrepeso.

El desayuno debe cubrir, al menos, el 25% de las necesidades nutritivas de la jornada. Por eso, en la etapa escolar y en la adolescencia conviene que el desayuno contenga:

- Algún lácteo, que puede ser un vaso de leche, un yogur o un trozo de queso.
- Alimentos del grupo de los cereales, como pan, galletas, repostería hecha en casa o cereales de desayuno (preferiblemente no azucarados).
- Algo de fruta o un zumo natural.
- Se puede completar con otros alimentos proteicos (jamón, huevo), dependiendo de la energía consumida durante la jornada.

Aunque no es necesario, pues la leche ya aporta grasas, se puede utilizar aceite o margarina acompañando al pan.

## A media mañana

- Un tentempié a media mañana es un complemento energético. No será necesario si se ha desayunado bien.
- Puede ser suficiente con una pieza de fruta o un pequeño bocadillo.
- Incluye siempre en sus bocadillos alguna verdura, como lechuga o tomate, pero no uses mayonesa ni otras salsas.
- Ofréceles frutas, como uvas pasas, plátano, manzanas, picotas, que no necesitan pelarse, ni chorrean, ni manchan.
- No son recomendables los bollos industriales, pues la mayoría contienen grasas saturadas que contribuyen a aumentar el colesterol en sangre.

## A tener en cuenta con respecto a la comida de mediodía

- ➢ En algunos países suele ser la comida principal y debe aportar entre el 35% y el 40% de los nutrientes y de la energía total diaria.

- ➢ En la etapa escolar muchos niños y niñas hacen esta comida en el comedor escolar. Y el fin de semana es el momento de reunión de toda la familia. Es importante que los progenitores conozcan el menú del colegio para complementarlo en las otras comidas del día, y no repetir platos.

- ➢ Aunque las patatas fritas son muy populares en la infancia y la adolescencia, no conviene tomarlas más de un día por semana.

- ➢ Hay que procurar tomar más pescado y menos carne. Los pescados azules aportan ácidos grasos muy beneficiosos para la salud.

- ➢ El arroz y la pasta también son saludables y muy bien aceptados en la dieta infantil. En éstos, al igual que en otros derivados de cereales, como el pan, es aconsejable ir acostumbrando a todos los miembros de la familia a elegir variedades integrales, por su contenido en fibra.

➤ El menú familiar suele adaptarse a las características gastronómicas de la zona, y a la oferta de productos de cada estación del año. Puede ser buena idea incluir también platos típicos de otras zonas y culturas.

➤ El postre ideal siempre es la fruta.

➤ La bebida idónea para acompañar la comida es el agua.

## La merienda

✓ Sirve para equilibrar el aporte energético del día, pero no hace falta que sea muy abundante.

✓ Al igual que a media mañana, puede consistir en una pieza de fruta o un zumo natural, leche o yogur, o un bocadillo. Además, así no restará apetito para la hora de la cena.

✓ Conviene recordar que el consumo frecuente o abundante de galletas, bollería, dulces, helados y chucherías puede conducir al sobrepeso o a la obesidad.

## La cena

- Se debe elegir en función de los alimentos ya tomados en las otras comidas del día. Deben ser alimentos fáciles de digerir: purés, sopa, ensalada o verduras cocidas, y, como complemento, carnes en pequeñas porciones, huevos o pescados. De postre, fruta.

- Lo ideal es que sea una comida ligera, pues no se va a realizar actividad durante la noche y una digestión pesada puede causar dificultades para conciliar el sueño.

## Alimentación en el centro educativo

La asistencia al colegio marca las rutinas en torno a las cuales se consolidan la mayoría de los hábitos. Por eso es fundamental el papel de la escuela en el desarrollo de hábitos de aumentación saludables.

Antes de ir al colegio:

- Acuérdate de empezar la jornada con u n buen desayuno. Así tu hijo o hija tendrá suficiente energía para afrontar las clases (especialmente si va a tener Educación Física) y mejorará su rendimiento escolar.
- Si la clase de Educación Física está planificada para las primeras horas de la mañana, conviene que el desayuno se haga al menos una hora antes, aunque sea más ligero y luego se complemente con el tentempié del recreo.
- No conviene que los menores lleven dinero ai colegio, pues pueden gastarlo en chucherías.

## En el colegio

➤ En algunos de los centros existen normas sobre los alimentos que se pueden consumir en el recreo, al menos en los primeros cursos. Conviene ayudar a niños y niñas a adaptarse a ellas, pues suelen tener como finalidad la educación nutricional y la salud del alumnado.

➤ En el caso de que no existan normas en el centro, hacer una lista junto con el menor puede ayudarle a probar alimentos nuevos y a que su dieta sea más variada.

Lunes: lácteo
Martes: bocadillo
Miércoles: fruta
Jueves: sándwich
Viernes: fruta o frutos secos

➤ Cuando se realiza alguna actividad fuera del centro (excursiones fuera de la localidad o visitas), es preferible que lleven bocadillos

# En el comedor escolar

✓ El menú del comedor escolar debe cubrir entre un 30 y un 35% de las necesidades energéticas diarias y ofrecer la mayor variedad posible de alimentos.
✓ Conviene que las familias conozcan por anticipado dicho menú, de modo que puedan complementarlo en las comidas que hacen en casa.
✓ Además de asegurar el aporte equilibrado de alimentos, los comedores escolares deben promover la educación nutricional del alumnado.
✓ Es interesante que las familias conozcan algunas de las condiciones que se exigen a los comedores, para poder colaborar a su cumplimiento.

Así, por ejemplo, existe regulación acerca de:
- Las cantidades mínimas por plato y según la edad.
- La textura y forma de presentación.
- El tipo de grasa que se utiliza (deben ser las insaturadas).
- Está prohibido el uso de mayonesas, cremas y productos de bollería.

✓ Se debe utilizar huevo pasteurizado y carnes magras.
✓ Garantía de conservación en el transporte de los alimentos, temperatura, etc.
✓ El procedimiento para vigilancia de posibles intoxicaciones (hay que guardar, durante tres días, muestras refrigeradas de todos los alimentos servidos).

Padres y madres pueden colaborar con el centro escolar en numerosas actividades para promover la alimentación saludable entre la población infantil y juvenil. Algunas iniciativas llevadas a cabo por asociaciones de madres y padres de alumnos de colegios de distintos lugares incluyen:
- Semana o día de la fruta.
- Día del desayuno saludable.
- Concursos de recetas saludables, con degustación.

- Macedonia carnavalesca a base de disfraces de frutas.
- Concursos de fotografía con la fruta (o la alimentación saludable) como tema principal.
- Una cartilla de "puntos" para premiar a quienes consuman más frutas en el recreo.
- Visitas a mercados y centros de producción de alimentos.
- Cursos de cocina para padres, madres y menores.
- Colaborar en encuestas de hábitos alimenticios familiares, realizadas por niños y niñas.
- Concursos de cata de frutas por medio del tacto y el olfato.
- Editar un libro de recetas tradicionales de la región, en el que colaboren otras generaciones familiares.

**Aspectos emocionales de la alimentación**
El hecho de comer está asociado con aspectos físicos y afectivos. Comemos cuando nos reunimos para celebrar acontecimientos, estrechar lazos, establecer relaciones laborales, y otras ocasiones semejantes. En ocasiones comemos como forma de aliviar la ansiedad, pero también puede ocurrir lo contrario, que dejemos de comer si estamos tristes o disgustados.

Si la comida es el medio para regular emociones que no reconocemos, no comprendemos o no sabemos cómo manejar, el hecho de alimentamos puede llegar a resultar poco saludable.

LA COMIDA NO DEBE USARSE COMO CONSUELO, RECOMPENSA, NI CASTIGO. UTILIZAR LA COMIDA PARA PREMIAR O CONSOLAR HARÁ QUE LOS NIÑOS APRENDAN A UTILIZARLA CUANDO SE SIENTAN TRISTES, INFELICES, ENFADADOS.

Durante la etapa infantil se va adquiriendo más independencia y mayor deseo de controlar lo que nos rodea. En la alimentación el niño o la niña comienzan a ejercer esa autonomía, mostrando sus gustos y aversiones.

A los niños y niñas pequeños no les suelen gustar muchos alimentos; incluso rechazan algunos que nunca han probado o quieren comer siempre lo mismo. El gusto por la comida se desarrolla con el tiempo.

A menudo, es difícil saber cuándo se trata de una aversión a un alimento, si se debe a una emoción, o está provocado por un cambio de humor. Niños y niñas pueden utilizar la comida para intentar reafirmarse, oponerse al control de los adultos y, de esa manera, comenzar a definir su independencia.

Los niños y niñas quieren establecer un cierto control sobre lo que comen. Por ello, hay que tener una cierta " f l e x i b i l i d a d " sobre los límites que se marcan, sin ceder y darles de comer sólo aquello que les gusta, porque estableceríamos unos hábitos poco saludables para el futuro.

Es conveniente permitirles que escojan de vez en cuando lo que quieren comer, para que perciban que controlan su alimentación. Cada niño y cada niña tienen un ritmo propio. Las "manías" se acaban superando, por lo que es importante seguir ofreciéndoles nuevos alimentos a probar. Necesitan tiempo para aceptarlos. Que un alimento no guste al principio no significa que no vaya a gustar más adelante. Es importante dejarles investigar sabores y olores, así como descubrir nuevos alimentos y nuevas sensaciones.

Los niños y niñas n o van a tener siempre el mismo apetito. Éste puede variar y depender de que se hallen en una fase de crecimiento más lenta, del nivel de actividad física que tengan, o del estado de ánimo, por lo que no es una buena idea forzarles a comer. A las personas adultas no deben angustiarles los períodos con poco apetito de sus hijos e hijas.

Obligar a comer a los niños y niñas no asegura que vayan a comer más; al contrario. Pero a menudo, los padres y madres les insisten y riñen para que terminen todo el plato.

FORZAR A COMER DIFICULTA QUE LOS NIÑOS Y NIÑAS APRENDAN A CONFIAR EN SUS SENSACIONES INTERNAS. SI SE FUERZA A UNA CRIATURA CUANDO N0 TIENE APETITO, SE IMPIDE QUE PERCIBA SUS SENSACIONES DE HAMBRE O SACIEDAD Y N0 APRENDER CUÁNDO Y CUÁNTO DEBE COMER.

## Las emociones y la aumentación en la adolescencia

La adolescencia es una etapa de enormes cambios biológicos, psíquicos y sociales. La rapidez con la que se producen hace que nuestros hijos e hijas se perciban de manera diferente. Se encuentran en el proceso de desarrollar su propia identidad: definirse a sí mismos, saber quiénes son, qué les gusta, qué les diferencia de otras personas, cuáles son sus valores.

Además de las grandes transformaciones corporales, tienen nuevos intereses y deseos. Necesitan estar más tiempo con amigos y amigas e ir distanciándose de los progenitores. Es una etapa marcada por c a m b i o s bruscos de humor (pasar de la apatía a la euforia, del aburrimiento a la excitación...), de reacciones imprevistas, incontroladas o de agresividad.

Sí la adolescencia es difícil para hijos e hijas, no lo es menos para padres y madres. Soportar tantas contradicciones puede resultar una tarea ardua: peticiones de mayor autonomía y escasa responsabilidad, deseo de cercanía y reacciones de desapego o una excesiva confianza en sus ideas y a la vez inseguridad.

Es complicado aprender a separarse de los hijos e hijas, dejar de ser su principal referente, aceptar que tienen otros intereses y deseos, incluidos los sexuales.

N0 HAY NADA MEJOR QUE RECORDAR LA PROPIA ADOLESCENCIA PARA PODER ENTENDERLA.

## Los condicionantes socioculturales

No es tarea fácil ayudar a los hijos e hijas adolescentes a desarrollar un mayor autocontrol que les permita elegir su propia comida y disfrutar del placer de comer al margen de las presiones sociales. Nuestra imagen corporal está muy condicionada por los medios de comunicación, la publicidad y la moda, que nos transmiten un ideal de belleza muy estereotipado y poco real. Este ideal impone un cuerpo cada vez más delgado. Así, la delgadez se ha convertido en sinónimo de éxito social, de elegancia o de juventud. A la vez, la industria basada en la delgadez es cada vez más potente: productos para adelgazar y para no engordar, para transformar la figura, publicaciones sobre dietas, etc.

Los procesos de cambio, corporales y de identidad hacen muy vulnerables a los adolescentes a este tipo de mensajes, sobre todo porque no poseen aún un criterio definido ni valores propios, ya que a estas edades la presión del grupo de iguales es muy importante.

**Actividad física y salud en la edad escolar. Recomendaciones sobre actividad física para niños y adolescentes:**
1. Los jóvenes deben realizar al m e n o s 6 0 m i n u t o s (y hasta varias horas) de actividad física de intensidad moderada a vigorosa t o d o s o la mayoría de los días de la semana.
2. Al menos dos días a la semana, esta actividad debe incluir ejercicios para mejorar la salud ósea, la fuerza muscular y la flexibilidad.
3. Los jóvenes no deben dedicar más de dos horas al día al uso de medios electrónicos de entretenimiento (por ejemplo: juegos de ordenador, internet, televisión), en especial, en el horario diurno.

# CAPÍTULO IX

## LA HIGIENE ALIMENTARIA

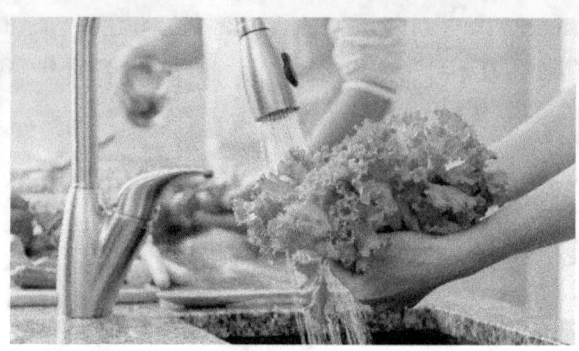

### ¿Qué es la cadena alimentaria?

La cadena alimentaria es el conjunto de "eslabones" por los cuales pasa el alimento. Estos incluyen desde la producción primaria de un alimento hasta que el consumidor lo pone en la mesa de su hogar.

Todas las etapas son importantes y en cada una de ellas se deben hacer las cosas bien. Recuerde que la **HIGIENE DE LOS ALIMENTOS** es tanto un **DERECHO** como un deber de todos los consumidores, por lo tanto usted también es responsable de los alimentos que adquiere, manipula y consume.

### Los establecimientos de venta de alimentos

A la hora de acudir a cualquier establecimiento en los que se expidan alimentos, incluidos bares y restaurantes, es conveniente que se tenga en cuenta los aspectos que estudiaremos a continuación.

### El local

Cuando Ud. acude a un hospital, una de las primeras cosas que observa es la higiene del lugar, ya que muy bien sabe que de ello puede depender su salud. Lo mismo ocurre cuando va a comprar sus alimentos: un lugar sucio y desordenado no puede brindarle garantías sobre la calidad de lo que le ofrece.

> Los Locales deben estar limpios y ordenados, en los que preferentemente predominen los colores claros.
> Ausencia de animales dentro del establecimiento.
> Buena iluminación (luz blanca y no de colores) y empleo de artefactos de luz protegidos contra las roturas.

**¿Qué debe tener en cuenta el personal de un establecimiento de venta de alimentos?**
✓ Tener las manos limpias, sin heridas (en caso de presentar heridas están deberán estar cubiertas adecuadamente).
✓ Estar aseado, con cabello limpio y recogido debajo de una cofia o gorro limpio que impida el contacto del cabello con lo que Ud. compra.
✓ Tener buenos hábitos de trabajo que respete las normas higiénicas-sanitarias (no fumar, no comer, no salivar, mantener un buen estado de salud, etc.).
✓ Usar utensilios limpios.
✓ Manipulación mínima de los productos durante el cortado, pesado y envasado
✓ En caso de usar guantes estos deben estar limpios y renovarse frecuentemente.
✓ El manejo del dinero debe ser hecho por empleados que no manipulen alimentos.

**Normas a tener en cuenta respecto a los productos**
✓ Exposición de los alimentos en estanterías limpias.
✓ Nunca sobre el piso ni junto a las paredes.
✓ Exhibición de alimentos.
✓ Envases íntegros, limpios, sin abolladuras, roturas ni rajaduras.
✓ Con etiquetado correcto y claro.

**Con respecto a la temperatura**
✓ Productos refrigerados y congelados exhibidos en forma ordenada y separados de acuerdo a su tipo: carnes, pollos, pescados, lácteos, fiambres, etc.
✓ Productos refrigerados exhibidos a temperaturas entre 0°C y 5°C; y los congelados a no menos de 12°C bajo cero.

✓ Controle los termómetros de góndolas
✓ Los alimentos para consumo inmediato deben estar conservados en condiciones adecuadas de frío, calor y en exhibidores que impidan la contaminación.
✓ Evitar el consumo de alimentos que se presentan sobre los mostradores sin ningún tipo de protección segura.

## Higiene y manipulación de alimentos

La higiene de los alimentos tiene como objetivo prevenir la contaminación de los alimentos. Es el **conjunto de medidas necesarias para garantizar la inocuidad y salubridad de los productos alimenticios que consumimos.**

Tanto la higiene de los alimentos como higiene alimentaria significan lo mismo. El termino **Higiene de los alimentos** hace referencia a todas las condiciones y medidas necesarias para garantizar la inocuidad y la aptitud de los alimentos en todas las fases de la cadena alimentaria.

El consumidor es un eslabón esencial de la misma ya que es responsable de la higiene de los alimentos una vez que los adquiere. Por lo tanto debe saber elegir el establecimiento donde adquiere los alimentos.

### ¿Somos responsables de informarnos sobre la higiene de los alimentos?

Como se menciono previamente la higiene de los alimentos es el conjunto de medidas necesarias para garantizar la inocuidad y salubridad de los productos alimenticios que consumimos y que tiene como objetivo prevenir la contaminación de los alimentos. El consumidor es responsable de aplicar prácticas correctas de manipulación de alimentos desde que los adquiere en el punto de venta hasta que los prepara y/o consume.

### La contaminación de los alimentos

La contaminación de os alimentos puede producirse en cualquier momento desde su cosecha, pasando por la elaboración a nivel industrial, hasta cuando se prepara la comida en el hogar. Un alimento está contaminado cuando hay en él sustancias extrañas. Estas sustancias extrañas pueden ser de naturaleza química, física o biológica.

La contaminación química, se produce cuando el alimento se pone en contacto con sustancias químicas. Esto puede ocurrir durante los procesos de producción, elaboración industrial y/o casera, almacenamiento, envasado, transporte. Las sustancias involucradas pueden ser plaguicidas, residuos de medicamentos de uso veterinario (antibióticos, hormonas), aditivos en exceso, productos de limpieza, materiales de envasado inadecuados, materiales empleados para el equipamiento y utensilios, etc.

La contaminación física consiste en la presencia de cuerpos extraños en el alimento. Estos son en general mezclados accidentalmente con el alimento durante la elaboración. Algunos ejemplos son: vidrios, metales, polvo, hilachas, fibras, pelos, etc. La contaminación biológica puede deberse a la presencia de bacterias, virus, hongos, parásitos. Estos organismos son muy pequeños para ser vistos a simple vista y su peligro radica en que generalmente no alteran de manera visible al alimento.

Dentro del grupo de contaminación biológica, la contaminación por bacterias patógenas (dañinas), es la causa más común de intoxicación alimentaria. La fuente más común de bacterias es la persona. Esto se da por una inadecuada higiene personal de aquellas personas que manipulan o venden alimentos. De ahí, la importancia que tiene conocer y observar las normas de manipulación.

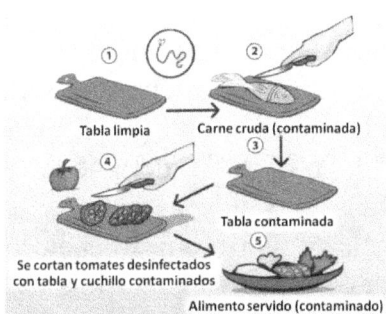

**La contaminación cruzada:** se produce cuando microorganismos patógenos (dañinos), generalmente bacterias, son transferidos por medio de alimentos crudos, manos, equipo, utensilios a los alimentos sanos. Este tipo de contaminación se puede producir de dos formas: Contaminación cruzada directa o contaminación cruzada indirecta.

La contaminación cruzada directa ocurre cuando un alimento contaminado entra en contacto directo con otro que no lo está.

Por lo general se produce:

✓ Cuando se mezclan alimentos cocidos con crudos en platos que no requieren posterior cocción como en ensaladas, platos fríos, tartas con crema, postres, etc.
✓ Cuando hay una mala ubicación de los alimentos en la nevera. Los alimentos listos para comer toman contacto con los alimentos crudos y se contaminan.
✓ La contaminación cruzada indirecta es la producida por la transferencia de contaminantes de un alimento a otro a través de las manos, utensilios, equipos, mesadas, tablas de cortar, etc. Por ejemplo, si con un cuchillo se corta un pollo crudo y con ese mismo cuchillo mal higienizado, se trocea un pollo cocido, los microorganismos que estaban en el pollo crudo, pasarán al pollo cocido y lo contaminarán. También por una mala higiene personal de quien manipula o vende los alimentos.

Las bacterias, para desarrollarse, necesitan:
• Temperatura adecuada.
• Nutrientes.
• Humedad.
• Acidez (ph).
• Tiempo suficiente.

**Temperatura adecuada**
Las bacterias responsables de las (Enfermedades Transmitidas por los Alimentos) tienen una temperatura óptima de crecimiento de 37°C. Pese a todo, pueden crecer a una velocidad considerable en un rango de temperatura que se halla entre los 5° C Y 65°C . Fuera de estas temperaturas su capacidad reproductora se ve muy disminuida. A 100°C (ebullición) las bacterias comienzan a morir y por debajo de 5°C (refrigeración) su crecimiento es más lento a los 0°C (congelación) quedan en estado latente pero no mueren!!!!!!!

**Nutrientes**

Las bacterias como todos los seres vivos, necesitan alimentarse para poder desarrollarse. Prefieren alimentos con un alto contenido de proteínas y humedad tales como carnes rojas, pollos, pescados o productos lácteos. Estos alimentos se los conoce con el nombre de alimentos de alto riesgo.

**Humedad o actividad de agua**

La disponibilidad de agua en un alimento es el agua que se encuentra libre en el mismo y es necesaria para que las bacterias se multipliquen. Este agua "no comprometido" con ningún nutriente recibe el nombre de actividad de agua (aw). y se indica con un número que va desde 0 hasta 1.

Cuanto más cercano a cero es ese valor, menos disponible está el agua para las bacterias y mayor tiempo durará el alimento sin deteriorarse. La mayoría de los alimentos frescos tienen valores de actividad de agua cercanos a 1.

| ALIMENTO | Actividad de agua |
|---|---|
| Carne | 0,98 |
| Leche | 0,99 |
| Harina | 0,70 |
| Galletas tipo cracker | 0,60 |

**Acidez o ph**

El pH de un alimento es la medida de su acidez o alcalinidad (por ej. el jugo de limón es ácido y el bicarbonato de sodio, básico o alcalino). El agua tiene un pH neutro de 7. La mayoría de los alimentos tiene un pH de alrededor de 7 o menos.

La mayoría de las bacterias patógenas (dañinas) crecen en alimentos de pH neutro a alcalino. Por ello cuando el alimento tiene un pH de 7 o mayor es muy susceptible a la contaminación bacteriana. Generalmente, en los alimentos que poseen un pH menor de 4,5 no se desarrollarán bacterias patógenas. El alimento se conserva mejor pero debe tenerse en cuenta que es más susceptible a daños por hongos y/o levaduras. Esto ocurre por ejemplo con los jugos de frutas cítricas.

## Tiempo
Algunas bacterias son capaces de multiplicarse por dos en solo 10-20 minutos, si se les proporciona las condiciones óptimas de nutrientes, humedad, Ph y calor. Si se les da el tiempo suficiente, un número inicial de bacterias pequeño puede multiplicarse a tal punto que pueden llegar a causar una enfermedad transmitida por alimentos.

## ¿Cómo se reproducen las bacterias?
El proceso por el cual se dividen las bacterias se conoce con el nombre de FISION BINARIA. Este consiste en la división de una bacteria en dos cada 10 a 20 minutos.

**Una sola bacteria puede llegar a producir 16 millones de bacterias en solo 8 horas.**

## Fuentes de contaminación
A las bacterias las podemos encontrar en todas partes. Puede ser que estén en el aire, en el suelo, en los animales, en el agua e incluso en nuestra piel, ropa y saliva. Los lugares donde comúnmente se encuentran las bacterias se llaman **Fuentes de Contaminación.**
Es muy importante que usted sepa cuáles son las fuentes de contaminación donde comúnmente se encuentran las bacterias para poder proteger de manera más eficiente los alimentos que consume.

## ¿Cuáles son las fuentes de contaminación más comunes?
- ➢ Las personas.
- ➢ Los residuos.
- ➢ Los alimentos crudos.
- ➢ El agua.
- ➢ Los insectos y roedores.

> Los animales domésticos.
> El suelo.
> El aire.

## Las personas

Normalmente las personas portan bacterias en su cuerpo. Estas pueden estar en la boca, la nariz, el intestino, las manos y la piel. Con mayor frecuencia se encuentran en las manos sucias, saliva de personas enfermas, heridas (rasguños, raspones, etc.), etc.

## Los residuos

Los recipientes con desperdicios son una fuente muy importante de contaminación ya que se los deja durante varias horas a temperatura ambiente. Esto favorece el desarrollo de microorganismos, atrayendo de esta forma insectos y roedores. Las moscas, cucarachas, ratas, el viento pueden hacer que la basura llegue al alimento que preparó y de esta forma lo contaminen.

## Los alimentos crudos

Los alimentos crudos son fuente de contaminación, se hallan normalmente contaminados con bacterias y parásitos. Hay que tener especial cuidado con las carnes rojas y blancas, los pescados y mariscos, los huevos y la leche cruda.

## El agua

Una forma común de contaminación de alimentos es por el agua. Esto ocurre especialmente en aquellos lugares donde las verduras y frutas son regadas con aguas residuales, los animales beben en ríos contaminados con deposiciones o sustancias químicas.

## Los insectos y roedores

Los insectos y roedores transportan gérmenes y suciedad en sus patas y cuerpos. Están siempre donde hay alimentos y basura. Recuerde que viven en alcantarillas, desagües, materia descompuesta, deposiciones, por lo que constituyen una importante fuente de contaminación.

## Los animales domésticos

Los pelos y plumas de animales domésticos, aun lo más limpios contienen un gran número de bacterias, siendo algunas de ellas patógenas (dañinas).

## El suelo

El suelo es un reservorio tan rico en nutrientes que muchos microorganismos y parásitos desarrollan fácilmente en él.

## El aire

El aire en sí mismo es un medio hostil para los microorganismos. Pero puede convertirse en un excelente medio de dispersión y transporte para ellos, especialmente a través de las corrientes de aire.

## Normas de prevención

De cara a prevenir la contaminación de los alimentos en el hogar, conviene tener en cuenta lo siguiente:

 ➢ Ubicar los alimentos listos para comer en la parte superior de la nevera.
 ➢ Ubicar los alimentos crudos en la parte inferior de la nevera (de esta manera evitara que los jugos de estos alimentos contaminen los alimentos listos para comer que son los que requieren un mayor cuidado).
 ➢ Cubrir correctamente todos los alimentos que se colocan en la nevera.
 ➢ Utilizar utensilios limpios para cada tipo de alimento.
 ➢ Lavar adecuadamente las manos antes de prepara la comida y cada vez que éstas se contaminan (tocar alimentos crudos, ir al baño, manipular productos de limpieza, etc.)

A parte de lo dicho hay que incidir en la importancia que tiene, a la hora de manipular alimentos, el lavado de las manos, un hábito que ya tenemos incorporado y que no le prestamos mucha atención, pero aquellas personas que trabajan en el sector alimenticio, como aquellas personas que cocinan en sus hogares deben tener presente que ellos pueden ser un factor de la contaminación de los alimentos que manipulan o elaboran.

## Tipos de alimentos y sus cuidados

De acuerdo con las características propias de cada alimento, tales como su actividad de agua, su acidez, su composición química, el proceso de elaboración que ha sufrido, la manera en que se lo ha de mantener y las condiciones específicas de su consumo, podemos clasificarlos en: Alimentos de alto riesgo y Alimentos de bajo riesgo.

## Alimentos de alto riesgo

Los alimentos de alto riesgo son aquellos listos para comer, que, bajo condiciones favorables de temperaturas, tiempo y humedad pueden experimentar el desarrollo de bacterias patógenas (dañinas).

Las características propias de estos alimentos como la forma en que se consumen, (generalmente no sufren un tratamiento posterior, por ej. calentamiento, antes de ser consumidos) hacen que favorezcan el desarrollo bacteriano y/o la aparición de toxinas bacterianas.

Estos alimentos se caracterizan por poseer:

- Alto contenido proteico.
- Alto porcentaje de humedad (agua).
- No ser ácidos.
- Requerir un control estricto de la temperatura de cocción y de conservación.

Dentro de este grupo encontramos:

• Embutidos.
• Huevos.
• Pastas.
• Productos lácteos.
• Salsas.

El riesgo que tienen estos alimentos de sufrir alteraciones o deterioro es alto, por ello se recomienda realizar un manejo cuidadoso de los mismos durante la compra, almacenamiento y elaboración.

**Alimentos de bajo riesgo**
Son aquellos que permanecen estables a temperatura ambiente y no se echan a perder a menos que su manipulación sea incorrecta. Este grupo comprende alimentos con bajo contenido acuoso, ácidos, conservados por agregado de azúcar y sal.

Entre ellos encontramos:

- Pan.
- Galletas.
- Cereales.
- Snacks.
- Azúcar.
- Sal.
- Encurtidos.
- Harinas.

El riesgo de sufrir alteraciones o deterioro es bajo, pero aun así se recomienda realizar un manejo cuidadoso de los mismos, especialmente en el almacenamiento.

**Enfermedades transmitidas por alimentos**
Las enfermedades de transmisión alimentaria, también conocidas como "toxiinfecciones alimentarias" son aquellas patologías que se producen por la ingestión de alimentos contaminados con agentes biológicos o sus toxinas.

Estos procesos están causados por la ingestión de distintas formas vitales de bacterias, virus o parásitos. Así, la enfermedad puede estar causada por la ingestión de bacterias o virus vehiculados en el alimento (infección), o de toxinas producidas por aquéllas previamente formadas en el alimento (intoxicación), o por formas parasitarias en fases concretas de su ciclo evolutivo (infestación).

Ejemplos de las primeras, infecciones serían la Salmonelosis y la Hepatitis A; de las intoxicaciones por ingestión de toxina preformada, el Botulismo y la gastroenteritis por Enterotoxina Estafilocócica; y de las parasitosis, la Triquinosis y la Anisakiasis.

Los procedimientos de control e inspección de procesos y alimentos que se llevan a cabo de manera sistemática han demostrado resultar muy eficaces en la prevención de muchos de estos problemas. Sin embargo, en muchos casos el consumidor es el verdadero artífice de las prácticas correctas de higiene en la fase terminal de la cadena alimentaria. También resulta de gran importancia que el consumidor, en su opción de compra y en sus hábitos alimentarios contribuya a mantener el nivel y garantías de inocuidad alcanzados en las fases previas de la cadena.

Para ello, puede resultar de utilidad recordar algunos conceptos básicos. Ante todo, no olvidemos que la contaminación microbiana, incluso elevada, no tiene por qué manifestarse en el deterioro del alimento. La apariencia, no basta.

Los microorganismos son seres vivos: se alimentan, se reproducen y se relacionan con su entorno. Necesitan, por tanto, que el alimento que les sirve de vehículo y de hábitat les brinde unas condiciones favorables: Disponibilidad de nutrientes, temperatura adecuada, entorno no agresivo (condiciones de acidez, salinidad, humedad).... en tales condiciones, eubióticas, favorables a la vida, si les concedemos el tiempo necesario, se reproducirán, a velocidad inusitada, alcanzando dosis infectantes; producirán toxinas aquellos que son toxigénicos, en definitiva, convertirán un alimento inocuo en un producto peligroso.

Si las condiciones del medio resultasen adversas, algunos pueden adoptar formas vitales de resistencia, como las esporas o esporos, que germinarán cuando aquéllas mejoren dando lugar a formas infectantes. Es casi siempre la explicación que damos cuando tenemos vómitos, diarrea o algún otro tipo de síntoma gastrointestinal.

Pocas personas saben que los alimentos que consumen todos los días pueden causarle enfermedades conocidas como enfermedades transmitidas por alimentos. Llamadas así porque el alimento actúa como vehículo en la transmisión de organismos patógenos (que nos enferman, dañinos) y sustancias tóxicas. Las enfermedades transmitidas por los alimentos están causadas por la ingestión de alimentos y/o agua contaminados con agentes patógenos. Las alergias por hipersensibilidad individual a ciertos alimentos no se consideran enfermedades transmitidas por los alimentos, por ejemplo la que experimentan los celiacos con el gluten y las personas intolerantes a la lactosa con la leche.

Las enfermedades transmitidas por los medicamentos se dividen en dos grandes grupos:

- ✓ Infecciones alimentarias.
- ✓ Intoxicaciones alimentarias.

## Infecciones alimentarias

Son las producidas por la ingestión de alimentos o agua contaminados con agentes infecciosos específicos tales como bacterias, virus, hongos, parásitos, que en el intestino pueden multiplicarse y/o producir toxinas.

## Intoxicaciones alimentarias

Son las producidas por la ingestión de toxinas producidas en los tejidos de plantas o animales, o productos metabólicos de microorganismos en los alimentos, o sustancias químicas que se incorporan a ellos de modo accidental o intencional en cualquier momento desde su producción hasta su consumo.

Los síntomas se desarrollan durante 1-7 días e incluyen alguno de los siguientes:

- ➢ Dolor de cabeza.
- ➢ Náuseas.
- ➢ Vómitos.
- ➢ Dolor abdominal.
- ➢ Diarrea.

Estos síntomas van a variar de acuerdo al tipo de agente responsable así como la cantidad de alimento contaminado que fue consumido.

Para las personas sanas, este tipo de enfermedades son pasajeras, que sólo duran un par de días y sin ningún tipo de complicación. Pero para las personas susceptibles como son los niños, los ancianos, mujeres embarazadas y las personas enfermas pueden llegar a ser muy graves, dejar secuelas o incluso provocar la muerte.

Los agentes responsables de las enfermedades transmitidas por los alimentos son: bacterias y sus toxinas, virus, parásitos, sustancias químicas, metales, tóxicos de origen vegetal y sustancias químicas tóxicas que pueden provenir de herbicidas, plaguicidas, fertilizantes.

Dentro de todas las posibles causas mencionadas, las de origen bacteriano son las más frecuentes de todas. Las bacterias más comunes o que se presentan con mayor frecuencia son:

- Clostridium Perfringens.
- Bacillus Cereus.
- Escherichia Coli.
- Staphilococo Aureus.
- Clostridium Botulinum.
- Shigella.
- Listeria Monocytogenes.
- Campylobacter Jejuni.

Estos microorganismos se encuentran en una gran variedad de alimentos. Especialmente en aquellos conocidos como ALIMENTOS DE ALTO RIESGO

En algunos casos los alimentos puede que se hallan contaminado durante su producción o recolección, en otros casos el descuido durante la elaboración de alimentos en el hogar así como el uso de utensilios que fueron previamente utilizados para preparar alimentos contaminados pueden llevar a la contaminación cruzada de los alimentos que prepara.

## El lavado de las manos

¿Podría realizar ahora un recorrido mental de todo lo que sus manos han tocado hasta que se ha puesto a estudiar este tema?¿Sería capaz de mencionar cuantas veces se lavó las manos durante el día?. Seguro que se lavó las manos cuando se levantó por la mañana, eso es bueno pero haga memoria y piense desde que hora no se las ha vuelto a lavar!!!.

A lo largo del día sus manos entran en contacto con distintas superficies: manijas de puertas, dinero, alimentos, mascotas, etc, existiendo de esta manera la posibilidad de que sus manos se contaminen y por lo tanto, de esta manera, contaminen los alimentos que usted adquiere, elabora y/o consume.

Debe tener siempre en cuenta que sus manos están en continuo contacto con los alimentos que adquiere, elabora y/o consume transformándose de esta forma en el principal vehículo para la transferencia de Bacterias patógenas desde lo que usted tocó contaminado (mascotas, alimentos, basura, tierra, etc...) al alimento que va a consumir.

Por ello es fundamental el lavado frecuente de las manos en tiempo y forma correctos, es decir, realizar todos los pasos del lavado de manos en forma correcta, en el tiempo necesario y por supuesto cuando corresponda lavárselas.

Las manos sucias o mal lavadas es uno de los factores más importantes en la transmisión de enfermedades no sólo como de Enfermedades transmitidas por alimentos sino también de otras enfermedades comunes como la gripe.

**Las manos suelen ser el principal vehículo en la transmisión de los microorganismos patógenos a los alimentos. El lavado correcto de las manos es un factor fundamental en la prevención de las enfermedades transmitidas por alimentos.**

Para prevenir la transmisión de enfermedades a través de sus manos todo lo que tiene que hacer es **lavarse las manos de forma correcta y frecuente.**

### ¿Qué necesita para lavarse correctamente las manos?

Antes de lavarse las manos verifique que cuenta con todos los elementos: jabón, agua potable fría y caliente (45°C), cepillo de uñas y toallas de papel o en su defecto toallas de telas que las utiliza un vez y luego las lava y por supuesto un recipiente donde colocar las toallas desechables o las que van a ser recicladas y no se olvide.... **VOLUNTAD!!!!!**

### ¿Cómo debe lavarse las manos?

El lavado de las manos es un hábito que ya tenemos incorporado y que no le prestamos mucha atención, pero aquellas personas que trabajan en el sector alimenticio, como los aquellas personas que cocinan en sus hogares deben tener presente que ellos pueden ser un factor de la contaminación de los alimentos que manipulan o elaboran. Por ello deben saber que el lavado de las manos de forma correcta es una medida importante para la prevención de estas enfermedades.

Enjuagarse las manos sin más con agua y jabón no sirve. Solo el correcto lavado de manos reducirá a un nivel seguro la carga microbiana de las manos.

### Los pasos que deben seguirse para el correcto lavado de las manos

Los pasos que usted debe seguir para el correcto lavado de sus manos son los siguientes:

1. Use agua potable caliente.
2. Mójese las manos con agua caliente y aplíquese jabón.
3. Use un cepillo para uñas limpio.
4. Frote sus manos unos veinte segundos y límpiese debajo de las uñas.
5. Enjuáguese muy bien con agua potable.
6. Séquese las manos, preferentemente con una toalla desechable.

## ¿Cuándo debe lavarse las manos?

En el baño:

- ✓ Después de usar los sanitarios.
- ✓ Después de cambiarle los pañales al bebe.
- ✓ Después de ayudar a su hijo o algún niño en los sanitarios.
- ✓ En todo momento que sus manos toman contacto con algún fluido corporal, incluidos vómitos y mocos.

En la cocina:

- ✓ Antes de preparar la comida.
- ✓ Cada vez que cambia de un alimento crudo a uno listo para comer.
- ✓ Después de tocar alimentos como carne cruda (roja y blanca), pescados y mariscos crudos y/o huevos.
- ✓ Cada vez que necesite eliminar de sus manos tierra o suciedad.
- ✓ Después de tocar la basura o sobras de comida.
- ✓ Después de estornudar o toser.

También

- ✓ Después de tocar animales.
- ✓ Antes de comer.
- ✓ Cada vez que sus manos estén sucias.

## El frio y los alimentos

La refrigeración es uno de los métodos de conservación de alimentos más utilizados en la actualidad. Usted, como la mayoría de las personas, cuenta en su hogar con una nevera. Por ello debe saber cuál es la acción del frío no solo sobre los alimentos sino también sobre las bacterias para poder comprender el importante rol que cumple este factor en la conservación de la calidad e inocuidad de los alimentos y de esta forma sacarle el máximo beneficio a su frigorífico.

La refrigeración utiliza temperaturas que están comprendidas entre los 0°C y los 5°C. Las bacterias se desarrollan y multiplican más rápidamente entre los 5°C y los 60°C. Este rango de temperatura es conocido como zona de peligro

## El frío no mata los microorganismos

Este es un método temporal de conservación porque retarda el crecimiento y multiplicación de las bacterias tanto patógenas como saprofitas, hongos, levaduras y también retarda las reacciones enzimáticas que ocurren en los alimentos. Por lo tanto un frigorífico que opere entre los 0°C y 5°C evitará por medio de estas bajas temperaturas que las bacterias se multipliquen de manera rápida y de esta manera los alimentos mantendrán sus cualidades por un tiempo más prolongado. Para ello es esencial que siempre recuerde chequear la temperatura y el correcto funcionamiento del frigorífico.

A pesar de la gran variedad de alimentos que usted puede comprar, elaborar o consumir el seguimiento de unos pocas reglas básicas de almacenamiento en frío le servirán no solo para prolongar la vida útil de sus alimentos sino también evitar la contaminación cruzada..

## Tablas de picar

Cuando pensamos en **Bacterias patógenas** (dañinas) siempre suponemos que las podemos encontrar con más facilidad en el baño. Bueno,... después de todo,... no es tan ilógico!!!

Para corroborar si la creencia popular es cierta la Universidad de Arizona, Estados Unidos, llevó a cabo un experimento en el cual un grupo de investigadores analizó las mesas, tablas de picar, esponjas y trapos de cocina. Para sorpresa de todos comprobaron que no es en el baño sino **en la cocina** donde se encuentra la mayor cantidad de bacterias patógenas. Con respecto a las tablas de picar los investigadores llegaron las siguientes conclusiones:

## Tablas de madera o tablas de plástico

Esta es la gran duda que tienen muchas personas al momento de adquirir una nueva tabla de picar. Los investigadores encontraron que las tablas de madera al presentar una superficie más porosa y con más ralladuras albergan mayor cantidad de bacterias y por lo tanto son más difíciles de limpiar e higienizar que las tablas de plástico.

Esto, desde el punto de vista de la inocuidad alimentaria, significa que las tablas de picar de madera representan un mayor riesgo. Por ello recomiendan que a la hora de comprar una tabla nueva, se opte por la de plástico.

### La higienización de las tablas

También remarcaron que: "una vez que las bacterias penetran en una superficie porosa, como la que presenta una tabla de picar de madera, se establecen y allí desarrollan colonias bacterianas que producen un film que las protege del medio externo". Por lo tanto un simple chorro de agua, una simple pasadita de la esponja o un enjuague con detergente diluido no las eliminará.

Para removerlas ante todo hay que poner ganas y energía. El primer paso es rasquetear con una esponja y un buen detergente, luego higienizarla con una solución de lavandina y dejarla secar al aire o secar con toallas de papel.

Cuando higienice las tablas de picar asegúrese que la solución del lavado cubra toda la superficie de la tabla y que actúe por algunos minutos (mínimo 5 minutos). Lo ideal es realizar esta tarea al menos una vez por semana. Otra forma de higienizarlas es en el lavaplatos..

Cuando las tablas tanto de madera como de plástico se "pongan viejas y le cueste limpiar correctamente las ralladuras o cortes de la superficie reemplácelas por una nueva.

### Evite la contaminación cruzada

Para evitar la contaminación cruzada se recomienda que utilice en lo posible dos tablas de picar distintas. Una para los alimentos crudos como carnes, pescados y aves y otra para aquellos alimentos que están listos para consumir (carnes cocidas, frutas, verduras lavadas, verduras cocidas, etc.).

Para poder diferenciar las tablas puede optar por utilizar tablas de distintos colores o sin son del mismo color las puede identificar de acuerdo con el tipo de alimentos para las que se utiliza (por ejemplo: cinta adhesiva roja colocada en el costado para la que usa con alimentos crudos).

## El frigorífico, los alimentos y sus cuidados

✓ Los alimentos deben refrigerarse tan pronto como sea posible, ya que el frío impide que la mayoría de las bacterias desarrollen y multipliquen.

✓ Evite la contaminación cruzada no sólo durante la elaboración sino también durante el almacenamiento - Nevera -. Es importante mantener los alimentos crudos y sus líquidos lejos de los alimentos de alto riesgo.

✓ Para ello es muy importante que sepa cómo debe ubicar correctamente los alimentos en la nevera.

## Las "reglas de oro" de la higiene alimentaria

Para evitar la contaminación de los alimentos la Organización Mundial de la Salud (OMS) difundió una serie de sugerencias cuya aplicación cotidiana reduce considerablemente el riesgo de contraer enfermedades de origen alimentario:

• Consumir alimentos que hayan sido tratados en forma higiénica: por ejemplo, leche pasteurizada o hervida y refrigerada (conservada en vera), carnes refrigeradas o congeladas.

• No se debe consumir leche sin tratamiento térmico (leche cruda). Las carnes, pescados y productos de repostería deben estar refrigerados o congelados.

• En los establecimientos de restauración es obligatorio el empleo de ovoproductos en la elaboración de mayonesas, salsas, cremas, etc.

• Si prepara estos alimentos en casa, deberá consumirlos inmediatamente, no aprovechar las sobras y mantener la conservación en frío.

- Si lava los huevos antes de utilizarlos, porque éstos tienen restos de suciedad, debe hacerlo inmediatamente antes de su uso.
- Cocinar suficientemente los alimentos La adecuada cocción garantiza la destrucción de los gérmenes. Si quedan partes crudas hay riesgo de que se desarrollen nuevos gérmenes.
- Asegúrese que todas las carnes están bien cocidas realizando un corte en ellas. Los pollos, otras carnes y hamburguesas no deben verse de color rosado. Todos los jugos deben ser de color claro (no rojos).

  Los alimentos pueden estar contaminados por microorganismos. Si los alimentos se cocinan bien, estos microorganismos pueden ser destruidos por el calor. La temperatura a la que debe someterse el alimento debe ser suficiente para que alcance un mínimo de 70° C en el centro del producto.
- Consumir los alimentos inmediatamente después de cocinarlos: evita la proliferación de microbios. No los prepare y deje sobre la mesa. Es la mejor manera de evitar la proliferación de los gérmenes. No dejar nunca los alimentos cocinados a temperatura ambiente.
- Guardar cuidadosamente los alimentos cocinados: si no van a ser consumidos enseguida colocarlos en la nevera o el congelador. No dejarlos nunca a temperatura ambiente.
- Calentar suficientemente los alimentos cocidos: Antes de consumir aquellos alimentos cocinados que fueron refrigerados se los debe calentar a altas temperaturas. La mejor manera de hacerlo es a fuego mínimo durante el tiempo necesario para que el interior quede muy caliente. En el caso de alimentos que se comen fríos es conveniente consumirlos apenas se retiran de la nevera

  Para conservarlo después de su preparación, puede mantener caliente hasta su consumo aquellos alimentos que lo permitan (sopas, purés, guisos...). Otro tipo de alimentos que no puedan ser sometidos a calor (ensaladas, gazpachos, etc.), deben ser refrigerados inmediatamente.

No siempre es posible aprovechar sobras de una comida anterior, pero si decide hacerlo, caliente dichas sobras a la temperatura máxima antes de consumirlo.

- Evitar el contacto entre los alimentos crudos y los cocidos: Los alimentos cocidos pueden contaminarse por el contacto con alimentos crudos. También es importante no usar para alimentos cocidos los utensilios que se utilizaron para preparar alimentos crudos.

- Un alimento cocinado puede volver a contaminarse por contacto con los alimentos crudos o con objetos que anteriormente hayan contactado un alimento crudo (cuchillos, tablas, superficies, trapos, etc.). El trapo de cocina o la bayeta puede ser un excelente vehículo de contaminación. Es preferible usar papel de cocina.

- Asegurar una correcta higiene tanto de la persona encargada de manipular los alimentos como del lugar donde se cocina: los utensilios, paños y rejillas, los pisos y las paredes de la cocina son fuentes de contaminación si no se los lava con agua, jabón y detergente.
La persona que manipule alimentos, debe observar unas estrictas prácticas higiénicas. Es imprescindible que tenga las manos siempre limpias, que las lave cada vez que haga falta y siempre que haga uso del servicio.

- Es muy importante hacer la limpieza de la cocina diariamente, como mínimo. Tener especial cuidado en almacenar la basura en recipientes lisos, lavables y cerrados y que éstos no se encuentren cerca de los alimentos.

- Mantener los alimentos fuera del alcance de insectos, roedores y animales domésticos: en especial los insectos y roedores contaminan no sólo los alimentos que eligen para comer sino también aquellos con los que toman contacto a su paso.
No hay que olvidar que los animales pueden ser portadores de gérmenes patógenos y parásitos que originan enfermedades de transmisión alimentaria.

- Utilizar agua potable de red o potabilizarla: el agua potable no es sólo imprescindible para beber, sino también para preparar los alimentos. Debe tener exclusivamente estos dos orígenes:

aguas envasadas o aguas de la red pública de distribución en la población. No se debe beber ni usar agua procedente de pozos que no esté potabilizada.

- No consumir alimentos perecederos que estén expuesto a temperatura ambiente: en bares, cafeterías, restaurantes, etc., todos los alimentos deben estar protegidos por vitrinas y conservados en condiciones sanitarias adecuadas. Deben estar refrigerados siempre que sea preciso. Estas medidas deben ser exigidas por el consumidor, y cuando se observe que no se cumplen, los alimentos deben ser rechazados.

# CAPÍTULO X

## LOS CONSUMIDORES

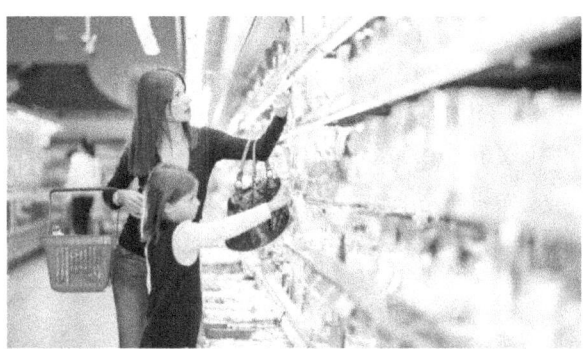

### El consumidor del siglo XXI

Para definir las características del consumidor del siglo XXI objeto del marketing social, tenemos que referirnos obligadamente a un conjunto de conceptos que subyacen en los deseos y conductas del ser humano y que evolucionan en el marco social, creando tendencias y orientando sus decisiones.

Debemos plantear la importancia de los valores como elementos fundamentales en la toma de decisiones. Ortega y Gasset define los valores como «cualidades ideales, independientes del sujeto, captadas a través del acto preferencial». Entre sus funciones destacan las siguientes:

✓ Guiar conductas.
✓ Ayudar a tomar posición frente a las normas sociales.
✓ Racionalizar creencias y actitudes.
✓ Adaptar su orientación hacia la utilidad.

Los valores son universales y las personas los presentan en distintos grados, en función de su personalidad y contexto. Muchos de los valores responden a necesidades básicas del sujeto, los de tipo fisiológico —el hambre domina sobre el apetito—, el sentimiento de seguridad, el de aceptación en el entorno, el prestigio, la autorrealización y la autoestima que se identifican con sensaciones de carácter individual o social, entre otros.

Los antecedentes de los valores humanos se encuentran en la cultura y la personalidad del individuo; la sociedad y las instituciones los reflejan y cada persona los manifiesta a través de las actitudes y conductas que orientan su elección. Cuando el individuo considera el valor salud como uno de los más importantes, este actúa como mecanismo motivador de los comportamientos preventivos, favoreciendo la promoción de la salud.

**La sociedad de consumo**
Vamos a sintetizar las características que definen la sociedad de consumo:
- ➢ Tiene un bajo crecimiento demográfico.
- ➢ Población adulta dominante.
- ➢ Excedente de bienes.
- ➢ Elevado poder adquisitivo.
- ➢ El consumidor está saturado de información, en especial en lo referente a alimentos y salud.
- ➢ Existen nuevos conceptos de valor de los que surgen metas y objetivos que generan conductas y decisiones de consumo.

La sociedad de consumo ha dado lugar a nuevos estilos de vida, no necesariamente saludables, a los que el individuo tiene que enfrentarse para mantener, dentro de sus posibilidades y recursos, los mejores niveles de bienestar. Recordemos que el estilo de vida puede definirse como el conjunto de patrones de conducta que describe la vida de un individuo o grupo.

El estilo de vida es el producto de la interacción entre el aprendizaje, el proceso de socialización y las condiciones socioeconómicas del individuo. No cabe duda de que la sociedad actual presenta estilos de vida muy distintos a los del pasado siglo y que esas nuevas formas de vida han influido decisivamente sobre las relaciones humanas, la utilización de los recursos, la jerarquía de los valores sociales, el concepto de salud y las formas de alimentarse.

El consumidor actual debe ser conocido por quienes pretenden modificar su conducta y esto obliga necesariamente a identificar sus rasgos:

- Es más crítico y exigente al valorar la relación calidad/precio de los productos y servicios.
- Posee mayor información, conoce sus derechos y los ejerce.
- Es sensible a la ultramodernidad.
- Está saturado de información (no siempre rigurosa y científica).
- Está «contaminado» por un exceso de publicidad que bordea en muchas ocasiones los límites de la veracidad.
- Suele adscribirse a las marcas de productos que han cubierto sus expectativas y que le conceden un cierto rango social (el prestigio como valor).
- Demanda seguridad, comodidad y fácil manejo, y todo esto es muy evidente en lo relacionado con los alimentos. Por ello tienen mucho éxito los alimentos «servicio» (productos de cuarta y quinta gama, listos para el consumo o con escasa preparación culinaria).

Nuestro consumidor tipo es, como la sociedad, muy hedonista y exige sabores, texturas y formas que le satisfagan, porque de la necesidad de alimentarse se ha pasado al placer de disfrutar con la comida. No renunciamos a los aspectos positivos que tiene para la salud mental del individuo disfrutar con la comida, tanto por el contenido de la misma como por el entorno en el que se desarrolla, pero entendemos que el valor salud que puede aportarnos exige de alguna moderación o, en su caso, restricciones que hay que respetar.

El consumidor del siglo XXI se enfrenta a una rápida evolución social, a un mundo dinámico que fluye y que le impide o dificulta consolidar sus nuevas maneras de vivir: Los cambios en la organización familiar, laboral, el dominio de la vida

**La comunicación en salud.**
La comunicación en salud es una forma sistemática de influir positivamente en las prácticas de salud de las poblaciones basándose en estrategias del marketing, utilizadas en la selección y

segmentación del público diana a quien va dirigida la acción informativa. En la comunicación en salud, como en el marketing, se promueven productos y servicios previo estudio y análisis de los comportamientos de los consumidores y la identificación de sus percepciones y valores.

La estrategia de la comunicación, para alcanzar el mayor éxito posible, exige un código compartido entre el emisor y el receptor y una estructura social que lo integre. Por esta razón, los cambios sociales obligan a reorientar las premisas en que se basan las estrategias de la comunicación y el marketing social. Existe un acuerdo en que la comunicación en salud constituye un sistema de información pública que contribuye a la educación y al desarrollo de la población, fortaleciendo su identidad cultural.

En la medida en que los poderes públicos promueven la responsabilidad de periodistas y especialistas en marketing y publicidad, apoyándose en normas legales que limitan e impiden informaciones incorrectas, ambiguas, contradictorias y confusas, el consumidor tiene un mayor nivel de protección.

Una de las formas, a nuestro juicio, más adecuadas y que está teniendo muy buena acogida en la sociedad actual es el ejercicio del autocontrol; es decir, las propias empresas, con carácter voluntario, adquieren el compromiso de informar al consumidor con todo rigor planteando una publicidad veraz para dar a conocer sus productos y con total ausencia de la competencia desleal.

Una de las estrategias del marketing social es la extensión del área informativa de un alimento (valor nutritivo, ventajas para la salud, interés en determinadas edades y circunstancias) al área social. La alimentación de un grupo humano está matizada por aspectos que trascienden el contenido en nutrientes. La alimentación tiene su origen en la tradición, en los mitos, en los símbolos, en los propios valores de la sociedad en la que se produce (comer bien es muy importante para los latinos y en el caso de nuestro país constituye un verdadero valor social que se ejerce siempre que es posible y que forma parte del tiempo de ocio), en la estructura familiar y en los papeles que en ella desempeñan los miembros que la componen.

Por esta razón, una de las estrategias de marketing social más utilizadas consiste en contextualizar el consumo en la cultura del grupo y tratar de generar sentimientos favorables hacia el alimento que se promociona. También es muy importante eliminar barreras y limitaciones respecto al consumo de determinados alimentos (recordemos las consideraciones negativas que tenía hace unos años el pescado azul frente al pescado blanco o el consumo de legumbres, o la utilización de yogurt con carácter general, pues era propio de enfermos, niños, ancianos o patologías digestivas).

Las estrategias del marketing social están inspiradas en los principios pedagógicos clásicos: desarrollar el interés, promover una actitud positiva hacia el mensaje (contenido informativo), conseguir que se materialice en una acción de consumo y, finalmente, perpetuar la acción con la integración de la misma en una conducta.

**El reto de trasladar el mensaje a la población**
Se ha comentado la enorme saturación de información que sufre el consumidor actual y las dificultades que ésta le crea en la toma de la decisión de compra. En temas alimentarios la información le llega a través de la consulta médica, general o especializada, el etiquetado de los alimentos, internet, la prensa, los programas de radio y televisión y, por supuesto, su entorno social: amigos, familia y las diferentes redes sociales.

Naturalmente, también existe una información recibida en el contexto de las carreras sociosanitarias y técnicas que incluyen temas de nutrición y salud y por la propia curiosidad e interés que suscitan los temas de salud y su influencia en el mantenimiento de la misma.

En todos los casos, quienes trabajan en el mundo de la comunicación en salud y el marketing social en nutrición deben plantearse la información ateniéndose a los principios de sencillez en el mensaje, claridad, lenguaje adaptado a la audiencia, ausencia de tecnicismos inútiles que pueden dificultar la comprensión de los textos, construcción de frases gramaticalmente correctas y no utilizar palabras o frases de otras lenguas.

En el marketing publicitario se juega con la imagen arropada por expresiones cortas, sencillas, que se memorizan con facilidad, tono coloquial, frases que están de moda y poniendo el énfasis en aquellas palabras que mejor definen las cualidades del producto. Cuando se trabaja en actividades y programas de comunicación en salud se cuidan mucho las expresiones aunque se utilicen pautas similares a las del marketing, evitando siempre inducir en el consumidor expectativas falsas.

Existen ejemplos de mensajes televisivos, en especial relacionados con alimentos o alimentación en general, puestos en boca de personas que gozan de popularidad (cantantes, deportistas, actores) que constituyen una buena estrategia desde el punto de vista del marketing social

### ¿Es posible un mundo sin marketing?
Convivimos con los medios de comunicación desde los primeros años de la vida y con una publicidad cada vez más sofisticada. La población tiende a utilizar, consciente o inconscientemente, la publicidad como una fuente de información; pero en ocasiones esta información es engañosa o no está contrastada científicamente (desinformación), y el consumidor no siempre analiza los mensajes con sentido crítico.

La condición humana tiende a la comodidad y al menor esfuerzo y los expertos en marketing, conscientes de ello, tratan de ofrecernos mensajes positivos y respuestas cerradas que resuelvan los problemas de manera satisfactoria y rápida. Un ejemplo claro de este tipo de desinformación se da en los anuncios de productos para adelgazar: «adelgace comiendo lo que le apetezca, no tiene que renunciar a los alimentos que le gustan y puede tomarlos en la cantidad deseada».

La toma de decisiones requiere siempre un análisis de los hechos, una constatación de las ventajas e inconvenientes de los productos, una valoración de nuestros propios recursos y la aceptación sobre la base de que cubran las necesidades sentidas. Pero ¿qué son las necesidades sentidas en un mundo dominado por el marketing?

En principio podrían definirse como aquellas que evidencian los deseos y expectativas de los individuos. El problema radica en que las necesidades sentidas pueden inducirse, desde el exterior, por presiones publicitarias y por exigencias sociales. De tal manera que lo sentido no es muchas veces necesario desde un análisis racional.

Para ilustrar lo anterior, consideremos, por ejemplo, las continuas y agresivas campañas de publicidad de las compañías de refrescos, cuya imagen se asocia a un estado de completo bienestar físico-psíquico. Ante el creciente consumo entre la población infantil de bebidas azucaradas, que aumenta el riesgo de obesidad y diabetes, decidimos poner en marcha un campaña de marketing social.

El objetivo es reducir la ingesta de bebidas azucaradas, mediante la difusión de información contrastada científicamente para concienciar a la población de los riesgos para la salud derivados de su consumo excesivo.

La educación tiene como objetivo conseguir que el individuo adquiera conciencia de su proyecto de vida y oriente sus decisiones protegiéndose de influencias externas que le alejan de sus propios intereses. El marketing social debe ser honesto en su forma y en sus fines, basándose en evidencias contrastadas científicamente, al contrario de lo que sucede en ocasiones con el marketing publicitario.

Asimismo, el marketing social debe promover que el sujeto objeto de sus campañas se sienta libre para decidir, en una sociedad que valora la democracia como un bien irrenunciable. Por esta razón, cuanto se haga por extender el conocimiento de las técnicas que se utilizan para inducir y generar nuevas conductas en los individuos favorecerá su capacidad de elección.

No queremos dejar de comentar, por estricta justicia, que en la actualidad son muchas las empresas que han remodelado sus productos eliminando, complementando, sustituyendo o reduciendo algunos de los ingredientes. Llevan a cabo acciones de carácter educativo y contribuyen al bienestar de los consumidores, participando activamente en programas de política alimentaria

## Tipos de marketing nutricional

Independientemente del soporte en el que se ejerza (televisión, presentación —embalaje o etiquetado— del producto y otros menos tradicionales, como internet), el marketing nutricional puede presentarse en forma de declaraciones nutricionales y de propiedades saludables, grafismos sugerentes de producto saludable y uso de avales científicos o sanitarios.

## Declaraciones nutricionales

Es frecuente encontrar en la presentación de los productos o en la publicidad de los mismos información sobre algún componente, haciendo énfasis en su contenido cuando posee efectos beneficiosos (rico en vitaminas) o en su ausencia o contenido reducido cuando es considerado perjudicial (bajo en grasas). Son las llamadas declaraciones nutricionales, empleadas por los publicistas aprovechando el interés de la población por la relación entre la alimentación y la salud.

## Alegaciones de salud

Se trata de declaraciones explícitas sobre los beneficios que el consumo de un producto ejerce sobre la salud: «ayuda a bajar el colesterol».

## Grafismo sugerente de producto saludable

Los fabricantes recurren a menudo al grafismo sugerente de producto saludable que, siendo menos evidente, también forma parte del marketing nutricional. Muchos productos alimentarios, tanto en su presentación como en otro tipo de soporte (anuncio televisivo, por ejemplo), recurren al empleo predominante de colores asociados con el bienestar, como el verde, y a imágenes asociadas con la buena salud: alimentos frescos de origen vegetal (frutas, verduras, cereales), personajes de aspecto saludable, parajes naturales y elementos propios del ámbito rural o agrícola, especialmente si presentan un aspecto tradicional o evocan comida casera, de preparación artesanal, tradicional o sana.

Estos mensajes dirigidos al consumidor son más sutiles y su identificación y valoración puede verse dificultada, pues están sujetos a cierto grado de subjetividad.

## Aval sanitario o científico
Nos encontramos ante un aval sanitario o científico cuando el producto o la publicidad del mismo sugieren o hacen constar de forma expresa el apoyo de profesionales de la salud, instituciones sanitarias o científicas, asociaciones de pacientes y similares.

## Influencia del marketing nutricional en los hábitos alimentarios y de consumo
Los hábitos alimentarios evolucionan con el tiempo, influidos por muchos factores y complejas interacciones entre estilos de vida, precio y facilidad de acceso a los alimentos, nivel de renta, aspectos sociales, preferencias individuales, religiosas o culturales, presión comercial y mercados cada vez más globales. Entre estos factores, la publicidad (sobre todo la alimentaria y la que tiene que ver con los cánones de belleza y la moda) es particularmente importante en los países industrializados, siendo capaz de influir en los comportamientos alimentarios de todos los estratos sociales y etarios de la población.

Los productos procesados son los que con mayor frecuencia recurren al marketing nutricional, que puede influir en las opciones de compra por el hecho de que los productos que lo emplean son percibidos por los consumidores como más saludables. Además, algunos estudios revelan que ciertos productos son más caros si presentan declaraciones nutricionales o de propiedades saludables. No obstante, los productos procesados a menudo tienen una densidad energética alta, son ricos en grasas, azúcares o sal y pobres en micronutrientes.

Además, son de fácil disponibilidad y acceso, y los fabricantes fomentan su consumo mediante la publicidad intensiva de los mismos. Todo ello modifica las preferencias alimentarias de la población, lo que puede estar contribuyendo a la actual pandemia de obesidad y enfermedades crónicas, como la diabetes.

Las estrategias publicitarias han ido variando, a lo largo de las pasadas décadas, en función del desarrollo de los diferentes medios de comunicación de masas. Los anuncios televisivos han sido considerados tradicionalmente la principal estrategia de marketing de comidas y bebidas.

Otras que han ido surgiendo son: información llamativa en el envoltorio de los alimentos, publicidad subliminal a través de la inserción de productos (en programas de televisión y videojuegos), uso de Internet, patrocinios, promociones, premios y publicidad localizada en eventos y espacios de interés, como acontecimientos deportivos o colegios, etc.

Además, en sus estrategias publicitarias, la industria alimentaria no ha dudado en explotar el interés de los consumidores por la relación entre dieta y salud, mediante el uso cada vez más frecuente de las diferentes técnicas de marketing nutricional para promocionar sus productos, atribuyéndoles determinados beneficios nutricionales y de salud, cuya veracidad, precisión, adecuación, conveniencia e incluso legalidad queda en ocasiones en entredicho.

## La publicidad

Existe una gran cantidad de definiciones de publicidad elaboradas desde los diversos campos con los que el fenómeno publicitario está relacionado, si bien nos centraremos en la definición dada por la Organización Mundial de la Salud (OMS) en una reciente revisión: «Es la presentación pública y promoción de ideas, bienes o servicios, pagada por un patrocinador que pretende dirigir la atención de los consumidores hacia un producto a través de una variedad de medios de comunicación tales como la televisión en abierto y por cable, radio, prensa escrita, vallas publicitarias, internet, o contacto personal».

Las características del mensaje publicitario son determinadas por el medio de comunicación a través del cual se difunde y por el público al que va destinado el mensaje.

## Los medios de comunicación
La publicidad precisa de los medios de comunicación como vehículo para llegar al público, los potenciales consumidores del producto o servicio que se publicita.

De todos los medios, la televisión es el más utilizado por la industria para difundir sus mensajes publicitarios, siendo el medio donde más se invierte en publicidad. ¿Pero por qué se produce este hecho? Las ventajas que aporta la televisión respecto el resto de medios son las siguientes:
- ✓ Rapidez de penetración, ideal cuando lo que se persigue es impactar en poco tiempo, como en el lanzamiento de productos de consumo.
- ✓ Flexibilidad geográfica y temporal, puesto que la señal actualmente llega a cualquier lugar, y no sólo porque el número de aparatos de televisión sigue creciendo tanto en los hogares como en lugares públicos sino porque además la programación de las cadenas de televisión puede seguirse también a través del ordenador, los móviles y otros dispositivos, práctica cada vez más extendida, especialmente entre los más jóvenes (El 12% de los jóvenes entre 15 y 24 años utiliza el ordenador para ver televisión habitualmente).
- ✓ Calidad del mensaje, consecuencia del impacto resultado de la interacción entre distintos códigos (la publicidad televisiva se mira, se oye, se canta, se lee el mensaje...) y por el nivel de las técnicas publicitarias empleadas en la actualidad.

## Formas publicitarias en televisión
Además de las anteriores ventajas, la televisión ofrece a los anunciantes la posibilidad de optar por diversas formas de publicidad: spot tradicional, spot con cola promocional ó spot y regalo, publirreportaje, patrocinio televisivo, telepromoción, sobreimpresión, «bartering» o trueque (un anunciante intercambia con una televisión un programa producido por él a cambio de

contraprestación publicitaria) y el emplazamiento de producto, una técnica de publicidad indirecta

## Efectos de la publicidad televisiva

Los anuncios influyen en el aprendizaje consumidor del niño y del adolescente, y de la población en general, de manera que la publicidad:

✓ Capta la atención mediante un ritmo rápido en los cambios de planos del mensaje audiovisual.
✓ Actúa en el sistema de relaciones sociales, mostrando competitividad, triunfo económico, ostentación etc.
✓ Provoca la persuasión frente a la racionalización.
✓ Impregna de contenido lúdico y colorido los mensajes con música alegre y desenfadada.
✓ Algunos mensajes van dirigidos a los niños con frases del tipo: *"dile a mamá que..."*
✓ Presenta los productos de forma impactante.
✓ Resalta el envase y la marca para que sean recordados.
✓ Se usa indebidamente el calificativo "saludable"

Los contenidos de los anuncios con este diseño producen: curiosidad, imitación y tendencia a la exploración. Los niños y adolescentes consideran la publicidad como un entretenimiento, pero sin poder ejercer un control sobre la misma.

En la **Educación de Consumidores en edades infantiles y adolescentes** hay que enseñarles a:

➢ Conocer, manejar y evaluar los trucos y los efectos de los anuncios de la TV.
➢ Desmitificar los anuncios.
➢ Diferenciar la información objetiva de lo que es propiamente publicidad dentro de un anuncio.

Para disminuir el efecto manipulador de la publicidad hay que mantener una **postura activa ante la recepción del mensaje**, esto es analizar, racionalizar y situar los mensajes.
• ¿Qué me quieren vender?

- ¿Cómo me lo presentan?
- ¿Qué características tiene el anuncio?
- ¿A quién va dirigido?
- ¿Qué sentido tienen la música y ambientación?
- ¿Qué parte de lo que dice es información?
- ¿Qué parte es fantasía?
- ¿Qué otras cosas nos tratan de vender?
- ¿Cuál es su argumento?
- ¿Cómo me está impactando?

De esta forma, tendrán más posibilidades de evitar los efectos "subliminales" del mensaje, cosa que no sería fácil de conseguir si la postura fuera pasiva.

Hay que potenciar una **actitud positiva hacia el análisis crítico de la publicidad**, y concienciar a los niños y adolescentes que la publicidad siempre trata de vendernos algo. Para conseguir esa postura crítica habrá que recordar a los alumnos que la publicidad trata de motivar al consumidor, y. que, por eso, los anuncios suelen referirse a:

- Satisfacción de las necesidades fisiológicas.
- Promesas de aceptación, cariño e integración en el grupo.
- Satisfacción de necesidades de seguridad.
- Promesas de "status" socioeconómico de prestigio.
- Estímulo del lujo y confort.
- Reafirmación de la autoestima.
- Sugerencias de dominio, éxito y triunfo.
- Ofertas de independencia y autonomía.

Este planteamiento induce al equívoco de que comprar y poseer un producto lleva emparejada la felicidad, el amor, el prestigio, el éxito, etc.

Debemos tener en cuenta que la publicidad es una comunicación con unos objetivos comerciales. Su relación con el consumo es económica, puesto que es un instrumento eficaz de manipulación de la demanda. Forma parte de un plan de marketing cuya misión es que un producto, que ha pasado ya por las fases de producción, distribución y comercialización, necesita ser conocido por el posible consumidor.

Despierta unas necesidades básicas inherentes al ser humano (tener, poseer, comer, aspirar a, etc.), las potencia y motiva hasta el punto de generar insatisfacción si dichas apetencias no son cubiertas.

A través de los hábitos de consumo la publicidad, clasifica y estudia los gustos, pondera la proximidad al producto y logra que con la aceptación del consumidor, éste se sienta reafirmado frente a los demás.

También potencia las modas, ya que identifica y crea las últimas tendencias (alimentos, música, ropa, sociedad, vocabulario, etc.) y en base a ellas construye mensajes.

Una de las formas más conocidas de construir mensajes es el método **AIDA**:

1º. Llama la **A**tención del receptor.
2º. Provoca su **I**nterés por el producto.
3º. Despierta el **D**eseo por poseerlo.
4º. Incita a la **A**cción de comprarlo.

Estas técnicas de persuasión comercial tienen como finalidad, ante la abundante oferta de mercado (productos o marcas), la decantación del consumidor por una marca determinada. La influencia publicitaria en el consumo de alimentos es muy importante en la actualidad. Los anuncios nos presentan determinados productos, que por las propiedades que se les atribuyen, originan modas alimentarias. Esto hace que algunos jóvenes demanden más productos de determinadas marcas conocidas y que algunos adultos se basen en el prestigio de la marca para comprarlos.

**La publicidad alimentaria**
Los productos alimenticios ocupan el cuarto lugar en la inversión total de todos los sectores publicitados, y, teniendo en cuenta que los

costes de publicidad, así como la mano de obra o el envase lo paga el consumidor, podremos afirmar que la publicidad puede encarecer un producto.

## Regulación de la publicidad alimentaria

La influencia demostrada de la publicidad en las preferencias alimenticias y las pautas de consumo de la población infantil, hace que desde diversos sectores de la salud pública y de los consumidores se haya venido manifestando la necesidad de regular esta área, demandas que fueron recogidas en 2007 en los Principios de Sydney consensuados por la International Obesity Taskforce (IOTF).

La propia OMS hizo suyos estos objetivos en su «Conjunto de recomendaciones sobre la promoción de alimentos y bebidas no alcohólicas dirigida a niños», publicado en 2010, con el que se alienta a los gobiernos a que instauren políticas dirigidas a reducir la promoción de alimentos ricos en grasas, azúcares o sal a la que están expuestos los niños. Con el propósito de ayudar técnicamente a los Estados en la aplicación de estas Recomendaciones, la OMS ha publicado en 2012 un documento en el que se orienta sobre el desarrollo de políticas, implementación, supervisión así como sobre la evaluación e investigación en esta área.

## Tipos de regulación

Las regulaciones en esta área pueden dividirse en tres grandes categorías:

> ➢ Normativa estatutaria («statutory regulations»).
> ➢ Directrices de gobierno no estatutarias («non-statutory goverment guidelines»).
> ➢ Autorregulación («self-regulation»).

En la normativa estatutaria, el desarrollo, la promulgación y aplicación de la normativa es responsabilidad del gobierno o de un organismo encargado por éste. El objetivo de la regulación es por lo general doble: garantizar que los anunciantes cumplan con ciertas pautas y/o limitar el tiempo y el contenido de la publicidad.

Las directrices de gobierno no estatutarias tienen la misma finalidad que las estatutarias, pero carecen del soporte de la legislación. Son recomendaciones informativas pero no jurídicamente vinculantes.

En la autorregulación la industria juega el papel fundamental, participando activamente y responsabilizándose de su propia regulación. Normalmente se compone de dos elementos básicos. El primero, un código de práctica —un conjunto de directrices que regulan el contenido ético de las campañas de marketing—, y el segundo, un proceso para el establecimiento, la revisión y aplicación del código de buenas prácticas en el que suele implicarse una organización dedicada a la autorregulación, creada por la propia industria publicitaria, los medios de comunicación y las compañías que quieren publicitar sus productos.

Suele emplearse para controlar el uso de determinadas técnicas publicitarias (ética) pero no se ocupa de controlar la cantidad de publicidad emitida ni de abordar la calidad nutricional de lo publicitado. La autorregulación puede crearse a partir de una propuesta del gobierno a la industria, pero también puede surgir a iniciativa de la industria.

Como las diferentes aproximaciones no son mutuamente excluyentes, en los últimos años han proliferado las formas que combinan distintos abordajes. Por ejemplo, la legislación puede ser complementada por directrices de gobierno no estatutarias, y la autorregulación puede ser complementada por normativa legal.

Tras una revisión internacional de la situación regulatoria en diferentes países, se recomienda a los gobiernos un abordaje de co-regulación, que combine normativa estatutaria y auto-regulación.

### Fraudes alimentarios

A lo largo de la historia el malicioso engaño del fraude se ha practicado siempre, de una manera más o menos consciente pero con un interés, generalmente económico. Forma parte de la condición humana rentabilizar al máximo sus recursos y obtener los mayores beneficios posibles. Se debe proporcionar a los consumidores información esencial y precisa para que puedan elegir con conocimiento de causa.

Los fraudes alimentarios son muy variados y en muchas ocasiones acaban en situaciones verdaderamente dramáticas por las consecuencias que tienen para la salud de la población, generalmente, los más desfavorecidos. Contra el fraude tan sólo cabe una respuesta, una contundente respuesta: La prevención y control y el castigo para los culpables.

El avance y organización de la sociedad, como en otros muchos aspectos, ha permitido controlar las actuaciones de individuos y grupos desaprensivos, buscando alcanzar una mayor responsabilidad, mejores controles para las desviaciones en los comportamientos injustos y, en definitiva, crear una normativa legal que permitiera ajustar a derecho la convivencia de los pueblos, basada en la libertad y en el respeto a la propiedad privada, y a los intercambios comerciales de la comunidad.

Todas las grandes civilizaciones solían establecer libros de leyes y normas encaminadas a velar por la higiene y salud de sus ciudadanos así como combatir el fraude en la producción, venta y posterior consumo de alimentos. El Código babilónico de Hammurabi (2000 años A.C.), es considerado el primer código de leyes que hace referencia a fraudes en alimentos.

En la actualidad, las nuevas tecnologías, en ocasiones vilipendiadas pero que tanto valor añadido tienen, han permitido no sólo el desarrollo de nuevas técnicas para detectar fraudes, sino también, desgraciadamente, diseñar los más sofisticados métodos para enmascarar los productos, haciéndolos pasar por genuinos tratando así de conseguir fines fraudulentos con su introducción en el mercado alimentario.

Por esta razón, entendemos que cuanto se ejemplifique para que el consumidor sea consciente de los riesgos que puede correr al tomar sus decisiones de consumo y aumente sus conocimientos sobre el tema, modulando siempre las informaciones sensacionalistas, será una inversión de gran interés para su bienestar y su economía.

Tradicionalmente el productor ponía en el mercado su alimento elaborado y el consumidor lo compraba y consumía confiado en que el contenido se correspondía con del producto adquirido. Con el paso del tiempo y la constatación de la existencia de los engaños, la Administración Pública, como garante de la transacción, ha establecido la obligatoriedad de que los alimentos puestos a la venta dispongan de una etiqueta en la que el fabricante debe indicar claramente el nombre del producto y una serie de especificaciones que veremos más adelante, de manera que el alimento sea realmente lo publicitado.

Con ello, el consumidor se ve más protegido frente a los fraudes. Son los agentes de control, quienes con su acción inspectora, deberán verificar que lo indicado en la etiqueta se corresponde fielmente con el contenido, pudiendo utilizar para su comprobación la ayuda de los laboratorios de análisis. En caso de fraude, será la propia Administración la encargada de imponer sanciones, según el tipo, dentro del marco jurídico correspondiente.

**Tipos de fraudes**
**Fraude sanitario:** aquel que lesiona y pone en riesgo la salud de los consumidores. Se produce, por regla general, de forma no intencionada; el objetivo no es dañar la salud del ciudadano sino obtener los mayores beneficios posibles. Sin embargo, el azar y algunas manipulaciones poco higiénicas pueden dar lugar a consecuencias muy graves.

**Fraude comercial o económico:** es el más habitual porque coincide con los intereses de las empresas que comercializan alimentos. Se pretende ofrecer al consumidor un alimento de coste abordable y características organolépticas satisfactorias mediante manipulaciones, sustituciones de productos, etc. No crean un problema de salud pública, pero sí de tipo comercial, sirva como ejemplo la mala costumbre de algunos vendedores de ultramarinos de sumarnos el peso del papel donde se envuelven las lonchas del jamón, o cualquier tipo de fiambre, al peso del producto.

**Fraude social:** es la estafa que se produce cuando, mediante el marketing y la publicidad se llevan a cabo alegaciones de salud que estimulan la compra de esos productos, creando en los consumidores expectativas falsas sobre la riqueza nutritiva de los alimentos, sus funciones en el organismo y su capacidad para prevenir la enfermedad y promocionar la salud.

### Bulos, engaños, mentiras

Los llamados bulos circulan desde hace tiempo; antes «por el boca a boca», en papel y ahora por Internet; suelen tomar como inspiración ciertas noticias alarmantes, la mayoría falsas y siempre exageradas. Suelen incluirse dentro de la categoría de «leyendas urbanas». Muchas de ellas relacionadas con productos alimenticios; crean confusión y dudas entre la población. La lista evidentemente no tiene sentido. Este tipo de engaños tienen como objetivo desacreditar a la compañía que se menciona.

Los bulos cada vez son más frecuentes. Se trata de una nueva herramienta de destrucción masiva en el marketing de los chantajes. Su uso no es ético y sus resultados pueden ser catastróficos, de ahí que los consumidores tengan una importante responsabilidad y pueden llegar a constituir una «intoxicación» informativa.

Conviene que los consumidores recuerden que la información que aparece en Internet es solo eso, información, pero que puede ser verdadera o falsa. No se puede confiar ciegamente en lo que se encuentra en redes sociales o blogs. Hay que valorar las fuentes de información.

### Alimentos que con mayor frecuencia se han visto afectados por el fraude

### Carnes

Los engaños en el mundo de la carne no son nuevos; antecedentes al respecto, los encontramos, en los fondos históricos de las bibliotecas:

así en los Fueros de Cuenca de 1190 se advierte «Todo carnicero que la carne mortecina vendiere de ganado enfermo, viejo o hediondo, peche con diez maravedíes». Lo que nos demuestra que el legislador ya conoce la picaresca al querer introducir en el mercado carne insalubre.

Está terminantemente prohibido administrar a los animales, cuyas carnes o productos cárnicos se destinen al consumo humano, sustancias no permitidas (Clenbuterol, hormonas, antibióticos, etc.), que generen riesgo para la salud de las personas sin respetar los períodos de espera en su caso reglamentariamente previstos.

Exponemos a continuación una serie de ejemplos sobre los fraudes más frecuentes:

➤ Carne de vaca en lugar de buey: la carne de buey es mucho más cara que la de vaca.
➤ Carne picada: mezclas de varias especies: vacuno, porcino, caballo; aunque a priori, el consumo de estos alimentos no supone un problema grave ni inmediato de salud pública, sí se puede considerar como un fraude, dado que el alimento en cuestión lleva carne distinta a la reflejada en el etiquetado, de peor calidad y, lo que es más grave, carne no sometida a inspección veterinaria, pudiendo ser vehículo de residuos de medicamentos.
➤ Cordero: se dan sustituciones entre cordero pascual recental y lechal y entre pierna y paletilla.
➤ Jamón cocido: unas veces por desconocimiento de comprador y otras por picardía del vendedor, el caso es que se da el fraude entre los productos cárnicos cocidos como es el jamón cocido y el fiambre de jamón. El engaño que se produce es tanto económico como nutritivo, ya que nos dan fiambre de jamón, mucho más barato que el jamón cocido y además con mucha más cantidad de agua y, por tanto, menos cantidad de proteínas

**Pescados**
Si Carlos Linneo (Suecia, 1707 a 1778), fundador de la moderna taxonomía y el primero que clasificó y puso nombre científico a cada

una de las numerosísimas especies animales y vegetales, levantara la cabeza, sin duda se deprimiría al ver como algunos pícaros vendedores intercambian y falsifican esos nombres con fines fraudulentos muchas veces, difíciles de atajar por la enorme dificultad de diferenciarlos.

Veamos unos ejemplos de ello:

> Mero: uno de los pescados más apreciados y caros, pero también cada vez más escaso en nuestras costas, que se suele ofrecer sin piel ni espinas, en rodajas a un precio mucho más barato y que en realidad bien pudiera tratarse de filetes de un pez similar aunque de inferior precio llamado cherna o de la cultivada perca del Nilo o de la Tilapia (cuya carne no es blanquecina como la del mero, si no sonrosada y con escamas, mucho más grande) u otras especies.

> Además de esta anomalía, en el caso de la Perca del Nilo y de la Tilapia es frecuente observar cómo el etiquetado indica «pesca extractiva» en lugar de «acuicultura», lo que supone un engaño añadido al consumidor.

> Lenguado: con los peces planos, el mundo de las sustituciones está en pleno auge tanto si nos lo presentan enteros o en filetes. No es admisible que en las pescaderías se anuncie como lenguado cualquier pescado plano similar al auténtico. La sustitución más habitual se suele hacer con el pez llamado gallo, para distinguir uno de otro deberemos fijarnos, entre otras cosas, en que si colocamos el lenguado encima de una superficie, de tal manera que sus ojos estén por encima de la boca, éste siempre mira hacia la derecha; mientras que los gallos miran hacia la izquierda.

> Otras veces se sustituyen con pescados de menor valor económico como la acedía o la lenguadina y otras especies de importación como el lenguado de Senegal y el mendo, también conocido como coreano.

Cuando nos encontramos con un cartel de filetes de lenguado, debemos sospechar que estamos ante un fraude por sustitución. Los lenguados grandes perderían valor comercial si se filetearan, algo similar a si se procediera a vender solomillo como carne picada.

Sin embargo es habitual que bajo el cartel de filete de lenguado, estos filetes grandes y de color blanco pertenezcan a especies de fletan o halibut. Últimamente se ofrece en pescaderías una especie de la acuicultura procedente de países asiáticos llamada panga, que ya ha sido bautizada, como no, con el nombre de lenguado.

➢ Merluza: quizás sea junto con el lenguado, la especie sobre la que recaen la mayor parte de los fraudes por sustitución. Son muchas las merluzas de importación cuyo aspecto externo es idéntico al de nuestra merluza europea, que, bajo el señuelo de proceder de nuestra costa atlántica o mediterránea, en realidad provienen de África y Sudamérica, son de inferior calidad y, por tanto, más baratas. Puede orientarnos el hecho de comprobar el interior de la boca y la superficie del peritoneo que siempre es negro intenso en nuestra merluza y no así en las de importación. También dejamos constancia de la picaresca de quitar los ojos de las merluzas para que el cliente no se pueda fijar en la opacidad de la córnea (ojos con pupila blanca por perdida de frescura). Las «pijotas» son merluzas pequeñas.

➢ Chanquetes: la captura y venta del chanquete continúan prohibidas por estar casi extinguida la especie aunque se sigue pescando y vendiendo furtivamente. Si se puede poner a la venta de manera ilegal, mezclado con alevines de otras especies: boquerón o sardina; ya tenemos pues, el problema.

➢ Bacalao: tras este pescado se pueden encontrar hasta 60 especies distintas con diferente valor culinario y también económico, siendo difícil diferenciarlos salvo al degustarlos, ya que el sabor normalmente es distinto al esperado.

➢ Emperador: con este pez se da una peculiaridad, como es que el verdadero emperador casi nunca es ofertado en nuestras pescaderías, comercializándose en su lugar el pez espada, que a su vez puede ser suplantado por alguna especie de tiburón como el marrajo.

➢ Anchoas: del cantábrico que puede que ni sean anchoas y mucho menos capturadas en el Cantábrico. En el norte de España, se llaman anchoas a los boquerones, pescados fáciles de identificar por el consumidor, aunque alguna vez nos podemos confundir cuando comparamos un boquerón grande con una sardina pequeña: si eso sucediera, conviene no olvidar la razón del nombre del boquerón, (boca grande), al contrario que la sardina que posee una boca muy pequeña.

➢ Besugo: producto que, debido a su precio, puede que, en su lugar, nos comamos una breca, diciéndonos que se trata de un besugo sin mancha, cuando en realidad el besugo siempre tiene una mancha negra a ambos lados de la cabeza.

➢ Trucha: arco iris que tiene una carne anaranjada y que nos pueden ofrecer como salmón, de la misma familia, con el mismo color de carne aunque con distintas características nutritivas, sabor y precio (antiguamente se utilizaban como sucedáneo de salmón).

➢ Langostinos y gambas: diferenciar estas dos especies es, en ocasiones, complicado y, por lo tanto, susceptible de perpetrar el fraude al consumidor. A modo de curiosidad, hay que comentar que las gambas presentan en los dos últimos segmentos de su caparazón unas finas espinas que sobresalen, circunstancia que no se da en el langostino; con lo que si pasamos un dedo desde la cola hacia la cabeza del crustáceo nos podremos pinchar con dichas espinas, lo que nos indica que se trata de una gamba y no de un langostino.

Los langostinos son pescados en numerosos mares que bañan multitud de países, inclusive se pueden capturar en agua dulce, recibiendo, igualmente, nombres como el de camarón, sin que tenga nada que ver con nuestras quisquillas y camarones.

➢ Palitos de cangrejo, gulas, surimis y similares: Los llamados, palitos de cangrejo, ni son cangrejos, ni son mariscos, ni las gulas son angulas; pero el uso de esta terminología siembra la confusión en el consumidor. Estos productos suelen proceder de la carne de un pescado blanco llamado abadejo que, sometido a una serie de procesos tecnológicos, se transforma, una vez añadidos los aditivos y saborizantes, en los productos anteriormente nombrados.

➢ Calamares: otro caso curioso acontece con los moluscos cefalópodos; así, cuando uno va a comprar un bocadillo de anillas de calamar lo más seguro es que a cambio reciba anillas de cualquier otro tipo de cefalópodo de inferior calidad y precio; no es que estos estén malos, no, pero no era eso lo que queríamos comprar. Un clásico de la sustitución de especies son las potas, un cefalópodo similar al calamar, pero más barato y con una carne menos jugosa y más elástica (a veces, cuando lo comemos, parece que masticamos un chicle).

Toda esta compleja situación es aún más grave si tenemos en cuenta la falta de información sobre la calidad o toxicidad de las falsificaciones que consumimos. Debemos tener presente que muchas de las especies aquí nombradas, si no están sometidas al control oficial de Sanidad, podrían contener parásitos, gérmenes patógenos e incluso contaminantes químicos por encima de los niveles máximos permitidos.

Es evidente que debe desaparecer de las pescaderías cualquier cartel indicativo que provoque confusión proporcionando una información sencilla y veraz.

Por último, aunque ya en regresión, la descongelación y venta como fresco de pescado congelado o la inclusión en el peso neto del producto del agua del glaseado (hielo que suele envolver al pescado congelado, para protegerlo de la desecación y del enranciamiento), es otra muestra de la picaresca de ciertos individuos.

### Leche y productos lácteos
Tradicionalmente se ha comentado que, en ocasiones, se daban casos de fraude como es el de adición de agua, con el fin de aumentar el volumen de la misma y pagando por tanto, agua a precio de leche. Añadir agua oxigenada (Peróxido de Hidrógeno) a la leche con el fin de que actúe sobre la carga microbiana de la misma, tanto como bacteriostático o como bactericida, es un fraude que podemos encontrar también en el vino y en la carne.

Varias de las irregularidades que se pueden detectar en el laboratorio dejan en evidencia a algunos fabricantes por prácticas tales como: usar leche con excesiva antigüedad, sustituir grasa de la leche por otras del mismo tipo pero de distinto origen o de origen vegetal, emplear estabilizantes que no se declaran en el etiquetado, y dar tratamientos térmicos muy intensos que no mejoran las condiciones higiénicas de la leche y solo deterioran su calidad. Ocasionalmente y sin hacer mención en el envase, se comercializa leche que ha sido reconstituida con leche en polvo o suero de quesería (más barato).

En el inmenso y sabroso mundo de los quesos, podemos encontrarlos puros o con mezclas de leches de oveja, vaca y cabra y algunas veces el etiquetado nos puede inducir a error por no especificar su verdadera naturaleza.

## Vinos y aceites

Mezclas de vinos: las llamadas frascas de menú pueden ocasionarnos más de una desagradable sorpresa; al reutilizar los vinos sobrantes para, una vez mezclados, ofrecer como si de una nueva botella de vino se tratara, con lo que la misma botella, se vendería varias veces.

Algunas zonas vitivinícolas por excelencia ,que tienen inmensas cosechas de vino, ponen en tela de juicio que todo lo que se etiqueta como autóctono proceda de la misma zona ya que no hay superficie suficiente para cosechar tanto vino, con lo que es posible que el origen de la uva no sea el reflejado en la etiqueta.

Aceites: ¿y qué decir de los aceites?, ¿seguro qué es de oliva? ¿No se tratará de una mezcla de aceites? Organizaciones de consumidores suelen denunciar periódicamente fraudes en la composición y naturaleza de muchos de los aceites que nos podemos encontrar en las estanterías de nuestros hipermercados o supermercados y restaurantes. Lo que se nos ofrece como aceite de oliva virgen extra, puede que sea tan sólo virgen… Pero ¿sabemos lo que es virgen y lo que es virgen extra o al final compramos basándonos en el precio?

El aceite se obtiene por medio del prensado de la aceituna y posterior centrifugado para separar las diferentes fracciones de la aceituna. Se clasifica en función de su variedad, calidad, grado de acidez, métodos de extracción y características sensoriales en los siguientes tipos:
- ✓ Aceite de oliva virgen extra. Es el de máxima calidad. Conserva intactas todas sus características sensoriales, posee una acidez menor del 0,8% y es considerado como zumo de aceitunas sin aditivos ni conservantes.

- ✓ Aceite de oliva virgen. También de excelente calidad, aunque puede tener algún defecto sensorial en cuanto a olor o sabor y su acidez debe ser menor del 2%.
- ✓ Aceite de oliva. De calidad algo menor y de menor sabor, al ser el resultado de la mezcla de aceites refinados y aceites vírgenes. Debe tener una acidez menor al 1% y es apto para el consumo humano.
- ✓ Aceite de orujo de oliva. Apto para el consumo humano, pero la calidad es menor. No se considera aceite de oliva aunque es el resultado de mezclar aceites refinados. Su acidez no debe superar el 1%.

Por otro lado, parece que a instancias de la Unión Europea se está planteando la posibilidad de prohibir el uso de las aceiteras (vinagreras) que se utilizan con frecuencia en hostelería y usar en su lugar, por ejemplo, los sobres u otros envases monodosis. Esta iniciativa está motivada por la sospecha y las evidencias de que, al ser rellenables, se puede caer en la tentación de no poner aceite de oliva, sino mezclas de oliva y semillas u oliva y orujo de oliva. Sin embargo, parece difícil que los sectores afectados se puedan poner de acuerdo sobre esta prohibición.

### Zumos, frutas y hortalizas, miel, azafrán, café

También descubrimos fraudes en zumos, frutas, hortalizas, miel, café y azafrán.

- ✓ Zumos: entre las adulteraciones que se efectúan con los zumos, cabe resaltar la adición de concentrados de otras frutas distintas de lo que indica en la etiqueta; así, podemos tomar un zumo de «sólo naranja» y tener alto contenido de pomelo, uva, pera o mandarina, que son las frutas con las que más se adultera esta bebida. También se contempla la adición de agua o azúcar.
- ✓ Frutas y hortalizas: la venta callejera de frutas y hortalizas, pesadas en balanzas de dudosa fiabilidad y de más que dudosa procedencia y a un precio inferior al del mercado, y que nos pueden ocasionar problemas de salud pública si, por ejemplo, hubieran sido recolectadas en épocas en las que se han tratado con plaguicidas. No debemos comprar en puntos de venta no

controlados ni autorizados por los servicios sanitarios: coches, camiones, tenderetes improvisados, etc. Debemos prestar especial atención a los productos ofertados como ecológicos, de agricultura ecológica, naturales, orgánicos, así como con las frutas que se presentan como de gran calibre y luego, en las capas inferiores, son pequeñitas (caso de las cerezas).

✓ Miel: las mezclas de mieles de distintas procedencias y las que contienen residuos de antibióticos, usados para sanar a las abejas cuando están enfermas, están prohibidos por la legislación cuando superan el límite autorizado.

✓ Azafrán: el fraude que se perpetra con este condimento consiste en mezclar azafranes de baja calidad y por tanto mucho más baratos, provenientes de distintos países, y ponerlos a la venta al precio de azafrán de mejor calidad y por tanto más caro. También se han dado casos de falta de escrúpulos de algunos comerciantes que adulteran este producto con piel de cebolla, estambres de otras plantas etc.

✓ Café: en cuanto al fraude en el café, tiene que ver con el etiquetado fundamentalmente, ya que el origen o procedencia y tipo del café que se refleja en el mismo puede no corresponder con el auténtico.

**Huevos**

Entre los fraudes que se pueden afectar a este nutritivo alimento, podemos encontrarnos con episodios como los sucedidos en ciertos países de la Unión Europea en los que, durante años, se estuvieron comercializando millones de huevos como si procedieran de gallinas criadas en libertad o ecológicas, siendo la realidad totalmente distinta, ya que se trataba de gallinas ponedoras convencionales y criadas en jaulas. El fraude proporcionó, sin duda, pingües beneficios a los pícaros, constituyendo una estafa económica al consumidor.

Durante el periodo de almacenamiento y al ser la cáscara porosa, los huevos pueden perder parte de su humedad y, al llegar al plato del consumidor, su peso real, nada tiene que ver con el que tenía cuando la gallina lo puso, en ocasiones se pueden mezclar huevos de diferente peso sin mencionarlo en el etiquetado incluso sin marca alguna en la cascara.

**Razones por las que se falsifican los alimentos**
Es el desmedido ánimo de lucro lo que arrastra al hombre a intentar engañar a sus semejantes mediante la oferta de alimentos falsificados. Siempre que se descubre un fraude alimentario, está detrás la ambición del ser humano, siempre hay un motivo económico oculto. No es fácil detectar el problema porque en muchos casos se diseñan para evitar la detección en análisis rutinarios.

Por otro lado, las sustancias entran en diferentes puntos de la cadena de suministro, ya sea como materia prima o como producto, en una cadena de valor que ya es global, y por tanto, difícil de controlar.

El fraude alimentario representa un enorme reto para la industria, dada su complejidad, por eso los investigadores también desarrollan sofisticados y eficaces métodos de detección analíticos para desenmascarar el fraude.

Las bases de datos proporcionan información que puede ser útil en la evaluación de los riesgos actuales y emergentes, ya que además de proporcionar una comprensión básica de la vulnerabilidad de los componentes individuales, ofrecen información sobre adulterantes potenciales que podrían volver a aparecer en la cadena de suministro.

**Herramientas para combatir el fraude**
El fraude se puede combatir desde varios frentes:
- Desde el propio fabricante y en los correspondientes sectores gremiales.
- Desde las distintas administraciones públicas, como garantes de que las empresas alimentarias cumplen con lo indicado en el etiquetado, mediante inspecciones, auditorías y con el apoyo de los laboratorios de análisis; hoy en día el laboratorio, con sus innovadoras técnicas analíticas, es el encargado de identificar los posibles fraudes. El propio Derecho alimentario nace como defensa frente a las adulteraciones y fraudes alimentarios.
- Desde el mismo consumidor y sus asociaciones, que han de estar formados e informados leyendo el etiquetado y reclamando siempre que sea preciso, denunciando fraudes y

seleccionando productos en los que tengan confianza, sin hacer caso a bulos, mitos o leyendas urbanas sin base o fundamento científico.

Una de las maneras con que las distintas Asociaciones de consumidores, intentan proteger los derechos de los ciudadanos es la publicación de estudios comparativos de diferentes alimentos en relación con el tema a debatir (distintas calidades, fraudes, etc.); eso es una política de transparencia que la mayoría de los consumidores considera útil, aunque recientemente por parte de los poderes políticos, se está intentando elaborar una norma que pone trabas a estos estudios comparativos de alimentos pudiendo afectar al derecho a la información que tenemos los consumidores.

El libro Blanco sobre Seguridad Alimentaria es el punto de referencia que contribuye a alcanzar un elevado nivel de protección de la salud de los consumidores y a mantener la confianza de los mismos, velando por los más elevados niveles de seguridad alimentaria y es un libro de obligada referencia para todos los eslabones de la cadena alimentaria, desde la granja a la mesa.

**Trazabilidad**
La globalización del mercado obliga y permite que, en la actualidad, los consumidores compren productos elaborados a miles de kilómetros de distancia de sus supermercados, por lo que se desconoce por completo la historia de cómo se ha el alimento en cuestión, a diferencia de nuestros abuelos que comían aquellos alimentos que se elaboraban en su localidad o muy cerca de su domicilio e incluso conocían a los fabricantes y su modo de actuar.

Este hecho, unido a la cíclica aparición de crisis internacionales alimentarias tales como las vacas locas o las dioxinas o el fraude de la carne de caballo, ha generado en los consumidores una preocupante desconfianza tanto hacia los alimentos, como a los fabricantes e incluso hacia sus autoridades que les deberían proteger de los riesgos que, por otra parte, suelen ser poco conocidos inclusive por la ciencia, con lo que las medidas de control no son siempre ni rápidas ni eficaces a corto plazo y esto impide recobrar la calma y la confianza de los consumidores.

Por ello, las Autoridades han definido el concepto de lo que conocemos por Trazabilidad, que no es sino la capacidad para seguir el rastro de un alimento a través de todas las etapas de su producción, transformación y distribución.

De esta manera, se garantiza que ante cualquier incidencia o riesgo potencial para la salud en la cadena alimentaria, o la simple sospecha del mismo, la trazabilidad permitirá localizar el origen del problema de forma inmediata. La retirada o inmovilización de los productos implicados será más selectiva, de mayor precisión, limitando así las consecuencias económicas y de pérdida de credibilidad para las empresas que de ella se derivan.

### El papel de los consumidores
El papel de consumidores afecta a todas las personas que habitan en sociedades desarrolladas, con independencia de la edad, del sexo, de la posición etc. Configura un estilo de entender la vida, ya que todos aspiramos a adquirir aquellos bienes y servicios que nos permitan satisfacer nuestras necesidades.

A lo largo de la historia, hemos pasado desde una producción de autoconsumo, en la que los individuos producían lo necesario para su supervivencia así como la de sus familias, a la producción de la época industrial actual, en la cual ésta es comercializada para un mercado impersonal y anónimo guiado por motivaciones económicas y estimulado por la publicidad.

Para que el producto llegue en óptimas condiciones de calidad y seguridad al consumidor, muchos productos se deben transformar y envasar, lo cual difículta su reconocimiento exterior. Por eso, aparece la necesidad del **etiquetado.**

### El etiquetado
La etiqueta es el instrumento de información al consumidor sobre el producto. Incluye datos que pueden ser importantes para su salud, por

tanto, los consumidores deben habituarse a leer las etiquetas en su propio beneficio.

Según la **Norma General de Etiquetado, presentación y publicidad de los productos alimenticios**, aprobada por R.D. 1.334 de 31 de julio de 1999 (BOE de 24 de agosto), que recoge las Directivas del Parlamento Europeo y del Consejo de Europa 96/21/CE y 97/4/CE de 27 de enero, se exige que el etiquetado:

- ✓ Vaya en el idioma oficial correspondiente para cada país de la C.E.
- ✓ No se introduzca error sobre las características del producto, especialmente su naturaleza, identidad, composición, duración y origen.
- ✓ No se atribuyan efectos, propiedades curativas o terapéuticas que no posea.

Prohibiciones que se aplican tanto para la presentación de alimentos como para su publicidad.

**El etiquetado de los alimentos**
La única fuente de información con la que contamos cuando compramos un alimento es la etiqueta. Por ello, es necesario que ésta sea útil, comprensible, completa, de fácil lectura y que esté concebida como una verdadera fuente de información para el consumidor.

En la Unión Europea existen normas sobre el etiquetado de los productos alimentarios que permiten que los consumidores europeos dispongan de información pormenorizada sobre los ingredientes y la composición de estos productos. El etiquetado ayuda a los consumidores a ser conscientes de lo que eligen cuando compran los productos alimentarios.

La legislación europea lo deja bien claro: La información alimentaria no inducirá a error, en particular sobre las características del alimento y sobre la naturaleza, identidad, cualidades, composición, cantidad, duración, país de origen o lugar de procedencia y modo de fabricación o de obtención. La información alimentaria será precisa, clara y de fácil comprensión.

No se puede atribuir a los alimentos efectos o propiedades que no poseen ni insinuar que el alimento posee características especiales, cuando, en realidad, todos los alimentos similares poseen esas mismas características, en particular poniendo especialmente de relieve la presencia o ausencia de determinados ingredientes o nutrientes.

El etiquetado no atribuirá a ningún alimento las propiedades de prevenir, tratar o curar ninguna enfermedad humana, ni hará referencia a tales propiedades.

En la etiqueta de un producto alimenticio debe constar:

✓ La denominación de venta del producto, que indicará el nombre del producto contenido del envase y no la marca exclusivamente.
✓ Además, si el producto alimenticio ha sido tratado con radiación ionizante, deberá llevar una de las menciones siguientes: "irradiado" o "tratado con radiación ionizante".
✓ Lista de ingredientes, que indicará la relación de los mismos, así como los aditivos que contenga el producto enumerados por orden decreciente de cantidad. Estos aditivos se denominarán con el nombre de la categoría a la que pertenecen (según la función que realizan): antioxidantes, espesantes, colorantes, edulcorantes...; seguido de su nombre específico (ácido benzoico, sulfito sódico...) o de su número C.E. (por ejemplo, E 212, E 262...).
✓ La cantidad de determinados ingredientes o categorías de los mismos siempre que:

• Figuren en la denominación de venta.
• Se destaquen en el etiquetado por medio de palabras, imágenes o representación gráfica.

- Sean esenciales para definir un producto alimenticio o distinguirlo de productos con los que pudiera confundirse.

✓ En el caso de las bebidas, cuando su contenido alcohólico sea superior al 1,2 % en volumen, deberá figurar en la etiqueta.
✓ La cantidad neta del producto, indicando:
  - El peso en caso de sólidos (neto y escurrido).
  - El volumen si se trata de líquidos.
  - El número de unidades para productos que se comercialicen de esta forma.

✓ Fecha de caducidad o de duración mínima, compuesta por la indicación clara y en orden del día, mes y año. En este apartado es interesante aclarar:

  - Para productos alimenticios cuya duración sea inferior a tres meses, bastará indicar el día y el mes: "Consumir preferentemente antes del. 2 JUN ó 2-06".
  - Si su duración es superior a tres meses, pero no sobrepasa los dieciocho, bastará indicar el mes y el año: "Consumir preferentemente antes del fin de JUL-17 ó 07-17."
  - Si su duración es superior a dieciocho meses, bastará indicar el año: "Consumir preferentemente antes del fin de 2017."
  - Para productos alimenticios que sean microbiológicamente muy perecederos, que puedan suponer un peligro inmediato para la salud humana, se indicará: "Fecha de caducidad....", (día, mes y, eventualmente el año: 12-02-17).
  - Si fuera preciso, estas indicaciones se completarán con las referencias a las condiciones de conservación que deben observarse para asegurar la duración indicada.

✓ Las condiciones especiales de conservación y utilización: Indicando al consumidor cómo debe actuar sobre el producto antes y después de abrirlo y dónde debe conservarlo.

✓ El modo de empleo, cuando su indicación sea necesaria para hacer un uso adecuado del producto alimenticio.

✓ Identificación de la empresa: Con el nombre, la razón social o la denominación del fabricante o el envasador, o de un vendedor establecido dentro de la UE y, en todo caso el domicilio del mismo.

✓ El lote: Indicando la mención que permita identificar la partida a la que pertenece el producto alimenticio.

✓ El lugar de origen o procedencia: Indicando UE o País de procedencia (si éste no perteneciera a la UE).

**Productos con indicaciones obligatorias adicionales:**

- Productos alimenticios fabricados a partir de organismos modificados genéticamente.
- Productos alimenticios que contienen Aspartamo.
- Productos alimenticios a los que se han incorporado polioles.
- Productos alimenticios envasados en atmósfera protectora con utilización de gases de envasado.

Para productos sin envasar, que se venden a granel como frutas, carnes, pescados, debe figurar la denominación de venta, categoría de calidad, variedad y procedencia en una etiqueta que estará visible en los puntos de venta de estos productos.

Por último, merece la pena citar los sitios web de compras por Internet donde los consumidores deben tener cuidado. Para comprar con seguridad por Internet, indicamos algunos consejos como son:

➢ Limitarse a comprar en sitios web conocidos o recomendados.

➢ Tener clara la descripción completa del producto, así como el precio, coste del envío, plazo de entrega, política de devolución y cómo se presenta una queja, y antes de finalizar el pedido.

➢ Asegurarse de que tanto la cantidad como el precio total están correctos.
➢ Hay que usar un navegador seguro, buscando direcciones que comience con «https» en lugar de «http»; comprobar también que aparece el ícono de un candado cerrado, y por último es aconsejable imprimir la orden de compra con los detalles del producto y su número de confirmación.

En definitiva, los alimentos deben ser vendidos por lo que realmente son y sólo con esta política de transparencia se podrá sentir el consumidor protegido en sus derechos, evitando así ser víctima de un posible fraude alimentario.

La demanda del consumidor es un factor muy variable en el cual se puede influir. El consumidor tiene que tomar conciencia sobre sus decisiones, tanto en la valoración de sus necesidades como en la influencia que la ley de oferta y demanda puede ejercer en el consumo. En este aspecto, la **Educación del Consumidor** tiene una gran importancia. Para su estudio empezaremos diferenciando los términos de:

• **Nivel de vida,** que se puede definir como la expresión de la acumulación y posesión de bienes y recursos.
• **Calidad de vida**, que consiste en el uso y disfrute de bienes y recursos y que va encaminado al logro del bienestar y la salud.

Por ello, es imprescindible la toma de decisiones correctas en materia de consumo en general y, en nuestro caso, del consumo de alimentos.

Las modas alimentarias, las costumbres, las creencias y la **publicidad** influyen en nuestra manera de consumir alimentos, pudiendo hacer que nos desviemos de una alimentación saludable.

A la hora de comprar, el consumidor debe tomar decisiones libres y responsables, sobre todo si se trata de la **compra de alimentos,** ya que estos repercuten en la salud de manera positiva o negativa. De ahí la importancia de aprender a comprar.

# Decálogo del consumidor

1. Exige información, seguridad e higiene en los alimentos frescos y envasados que vayas a consumir.
2. Compra productos etiquetados: la etiqueta es una garantía de seguridad.
3. No adquieras productos que hayan rebasado su fecha de caducidad o de consumo preferente.
4. Compra aquellos alimentos en los que te garanticen una identificación y un control desde su origen.
5. Al comprar productos congelados asegúrate de que no se ha roto la cadena del frío.
6. Evita las contaminaciones: protege los alimentos con papel de uso alimentario. Es imprescindible separar los crudos de los cocinados.
7. Los aditivos alimentarios autorizados por la unión europea cumplen los requisitos de seguridad para un uso y consumo determinados.
8. Los organismos modificados genéticamente identificados y etiquetados según la legislación, están autorizados por la unión europea.
9. No te dejes llevar por las alegaciones terapéuticas, preventivas o curativas de algunas marcas, sólo son reclamos publicitarios.
10. Compra en establecimientos que garanticen una correcta manipulación de los alimentos, tanto en su preparación como en su conservación.

## Calidad y control

Al principio de la civilización, con la economía de trueque existía una gran comunicación entre el que producía y el que consumía, era fácil saber por tanto cuales eran las necesidades a cubrir; conforme las sociedades han ido evolucionando, dicha comunicación se ha hecho casi imposible, por eso, ha sido necesario elaborar unas especificaciones de calidad que les llegue a los consumidores para describir las características de los productos, sobre todo en lo que respecta a sus cualidades.

El concepto de calidad según el Diccionario de la Real Academia Española de la Lengua (DRAE) es "la manera de ser de las cosas", según el Diccionario de Uso del Español, de María Moliner, es "En sentido amplio ......es equivalente a *clase*, cada uno de los grupos que se hacen de cierta cosa por su grado de bondad o maldad: ej. Las distintas clases de naranjas".

O sea la calidad será el criterio a utilizar para comparar atributos y características de los productos. Además, se suele relacionar también con el coste, los inconvenientes y los efectos secundarios que puede tener el producto por la acción de su uso. Por eso se puede concluir, que la calidad es un concepto en el que además de reflejar el grado de satisfacción del consumidor, se debe considerar también su coste.

Si para la elaboración de los productos hay que realizar una serie de actividades, será preciso que se defina una normativa de referencia para poder determinar esa calidad en el producto final.

En definitiva, habrá que establecer un proceso de control de calidad para establecer si los productos cumplen unas determinadas normas, para ello habrá que definir unas especificaciones de calidad y cuando se compruebe que el producto de estudio está dentro de ellas se podrá aprobar su distribución para el consumo, y determinar, si no es así, una toma de decisiones para aquellos productos que se aparten de lo establecido.

La Unión Europea, en lo que respecta a la libre circulación de productos dentro ella, tiene previsto en el Acta Única Europea, una armonización de la legislación de sus estados miembros, teniendo presente:

➢ La protección del consumidor desde el punto de vista sanitario y contra los fraudes.
➢ La protección de la economía de cada país, cuando sus prácticas comerciales o de transformación industrial no son fácilmente modificables.
➢ Respeto a la libre competencia.

## Normas legislativas alimentarias

Los poderes públicos se han tenido que interesar por las características sanitarias y económicas de los productos en defensa de los consumidores, para evitar el posible fraude. No obstante, la normativa puede llegar a ser algo muy complejo, teniendo en cuenta que además de una legislación nacional existe otra supraestatal que deben ser compatibles.

Entre las diferentes normativas que podemos considerar está el Codex alimentarius, de 1962, elaborado con carácter consultivo por la FAO/OMS (Food and Agriculture Organization/Organización Mundial de la Salud), incluye normativa para alimentos elaborados, semielaborados y sin elaborar, así como sobre materias primas para elaborar otros alimentos. Contiene normativa acerca de higiene, calidad nutricional, aditivos, contaminantes, etc.

En España, se elaboró en 1967 el Código Alimentario Español (CAE), que entró en vigor en 1974 y en él se recogen las normas básicas sistematizadas sobre alimentos, condimentos, estimulantes, bebidas y sus materias primas correspondientes. A partir de este Código se han ido reglamentando las prácticas higiénico-sanitarias de cualquier alimento, así como de las instalaciones e industrias relacionadas con ellos.

Se llama normalización a la especificación de los productos en cuanto a:
- ✓ Sus propias características.
- ✓ El embalaje.
- ✓ Proceso de elaboración y presentación.
- ✓ Seguridad.
- ✓ Distribución.
- ✓ Difusión publicitaria.

La normalización beneficia a la economía pues:
- o Racionaliza los procesos productivos.
- o Sirve para un entendimiento más fluido entre productores y consumidores.
- o Simplifica mucho productos y procesos.

- Favorece la seguridad y la salud ya que a partir de una normalización en muchos países se establece una legislación vinculante.
- Favorece, en definitiva, los intereses de los consumidores.
- Facilita la libre circulación de los productos.

La normalización se define como "la actividad que aporta soluciones para aplicaciones repetitivas que se desarrollan fundamentalmente, en el ámbito de la ciencia, la tecnología y la economía, con el fin de conseguir una ordenación óptima de un determinado contexto", y se define *norma* como "la especificación técnica aprobada por una institución reconocida en actividades de normalización, para su aplicación repetida o continua, y cuya observancia no es obligatoria".

**La normalización es certificable.**
En la actualidad, existe un organismo privado llamado Asociación Española de Normalización y Certificación (AENOR).creado por Orden Ministerial del Ministerio de Industria y Energía, en 1986, para la normalización y certificación.

En lo que respecta a control de calidad de los alimentos, se debe añadir que es preciso determinar tres tipos de características:

✓ **Organolépticas**, de carácter a veces subjetivo, aunque se pueden establecer, de forma más o menos estadística, criterios aportados por expertos (ej. los catadores de vinos).

✓ **De Salubridad e Inocuidad**, con el fin de determinar cuándo es apto un alimento para el consumo; son características totalmente objetivas, pues se determinan mediante analítica, examen microbiológico, etc.

✓ **Nutricionales**, determinables mediante análisis químico de su composición, sirviendo para determinar si cubren las necesidades del organismo.

**La compra de alimentos**

A la hora de comprar alimentos, la elección de los mismos está condicionada por diversos factores:

➢ De tipo económico.
➢ Gustos.
➢ Comodidad en el manejo.
➢ Preparación fácil y sencilla.
➢ Valor nutritivo.
➢ Conservación.
➢ Publicidad.
➢ Cercanía y fácil acceso al establecimiento.
➢ Contribución a una imagen corporal que responda a los cánones estéticos de moda.
➢ Alimentos que sean sanos y naturales.
➢ Que intervengan en la promoción de la salud y en la protección de la enfermedad.

Dentro del apartado de educación y protección del consumidor es preciso subrayar que la compra debe ser un acto meditado, debe efectuarse sin apresuramiento, y no se debe dejar a la improvisación (compra equilibrada frente a compra compulsiva). Por lo que es recomendable hacer previamente una lista para adquirir los productos por este orden:

1. En función de las necesidades.
2. En función de las características nutricionales de los alimentos.
3. En función del presupuesto familiar y de la relación calidad/precio del producto.

Otro aspecto a considerar es la capacidad de almacenamiento de la vivienda (tamaño del frigorífico, armarios, despensa, etc.)

Elegido el establecimiento y con la **lista de la compra** se considerará:

✓ Calidad/precio de los productos que se van a comprar, dando preferencia, en lo posible, a los productos estacionales.

- ✓ Condiciones higiénicas y conservación de los alimentos.
- ✓ Presentación de los mismos.
- ✓ Envase y protección del alimento.
- ✓ Manipulación correcta de los productos e higiene de los utensilios.
- ✓ Rechazo de productos perecederos sin fecha de caducidad o no conservados en frío si así lo requieren.
- ✓ Rechazo de las latas en mal estado.
- ✓ Tipo de envoltura: Rechazar los envueltos en papel no adecuado, así como en envases no específicos.
- ✓ Precios claramente expuestos a la vista del consumidor.
- ✓ Lectura del etiquetado.
- ✓ Comprobación del ticket de compra.
- ✓ Comprobación del cambio y conservación del ticket, a efectos de posible reclamación.

En la elección del establecimiento para la compra es importante tener en cuenta la higiene del mismo, la presentación y ordenación de los productos, la higiene personal de los dependientes en cuanto a ropa de trabajo y la forma de manipular los alimentos

La compra puede hacerse en:

- Supermercados, hipermercados, centros comerciales o grandes almacenes.
- Mercados de abastos y galerías de alimentación.
- Tiendas especializadas de alimentos y tiendas tradicionales.
- Vendedores ambulantes, mercadillos y ventas a domicilio.

Como conclusión, podemos decir que:

- El mundo actual cambia con extrema rapidez y la población se ve obligada a adaptarse, empujada por la globalización y las nuevas tecnologías. La colonización alimentaria ha uniformado las formas de consumo y los hábitos alimentarios.
- El consumidor del siglo XXI se ve saturado de mensajes en muchas ocasiones contradictorios y generalmente creadores de falsas expectativas. Entendemos que la educación, mediante campañas de marketing social, es la mejor forma para defenderse de una publicidad engañosa y de las estrategias de marketing agresivas y poco respetuosas con el consumidor.

- Los programas sanitarios pueden beneficiarse de las técnicas de marketing social en la medida que se adapten a sus fines.
- Las empresas agroalimentarias tienen que participar en las acciones que favorezcan el bienestar de la población. Es difícil conseguir el éxito en la correcta orientación de los consumos alimentarios si no se tienen como aliados a quienes producen y comercializan los alimentos.
- La humanidad convivirá con el fraude porque es consustancial a la naturaleza humana. La sociedad procurará establecer los mecanismos de control y penalización para disuadir a quienes pretenden hacerlo.
- Cuando los ciudadanos reciben informaciones confusas, parciales o fuera de toda lógica racional que sólo consigue crear alarma, el método científico es la única fuente de conocimiento que debe considerarse racionalmente creíble y sólida.
- El consumidor no puede permanecer pasivo esperando que sea el sistema social el que le proteja de las acciones fraudulentas que lesionan su economía y, en ocasiones, su salud.
- Las exigencias del consumidor hacia las empresas agroalimentarias y el sentido de responsabilidad de las mismas en la correcta e higiénica elaboración de sus alimentos procesados, serán el mejor acicate para conseguir una sociedad en la que todos los productores se sientan partícipes del bienestar de los ciudadanos a través de una bien orientada política alimentaria.

# DATOS DEL AUTOR

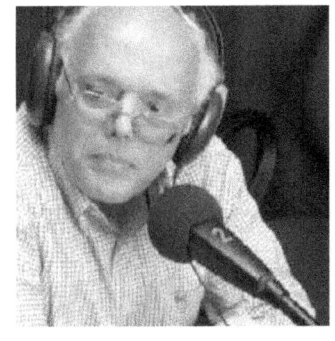

Segismundo Uriarte Domínguez es titulado en Magisterio, Técnico de Radiodifusión y Responsable de Formación en Educación de Adultos. Es diplomado en Alimentación y Nutrición, Consumo, Sociología de la Educación de Adultos, Periodismo y Sistema de enseñanza por radio. Es especialista en Educación a distancia y formación orientada al empleo y experto en Educación para la Salud

Ha participado en el Programa "Arión" del Ministerio de Educación y Ciencia de España para el tema "La Escuela y su entorno. Educación para la Salud" desarrollado en Luxemburgo.

Ha participado en diversas jornadas sobre Educación para la Salud y en dos conferencias europeas de Educación para la Salud organizadas por la O.M.S y los ministerios de Sanidad y Educación de España. Es autor de diversos cursos a distancia de formación socio sanitaria.

Como ponente ha participado en cursillos sobre Educación para el Consumo en la Escuela y en los cursos básicos de Consumo organizados por la Dirección General de Comercio y Consumo del Gobierno de Canarias.

Ha sido profesor en varios Cursos organizados por la Dirección General de Atención a las Drogodependencias, sobre prevención de toxicomanías impartido a profesores.

Ha impartido conferencias sobre la Educación para la Salud en la Escuela a alumnos del segundo Curso de Enfermería de la Facultad de Ciencias de la Salud de la Universidad de Las Palmas de Gran Canaria.

Ha participado como ponente en las Primeras Jornadas de Alimentación organizadas por la Sociedad Española de Dietética y

Ciencias de la Alimentación en colaboración con el Colegio Oficial de Médicos de Las Palmas.

Ha sido Director de una serie de cursos sobre Formación de Mediadores sociales para la prevención de Drogodependencias impartidos a profesores y asociaciones de vecinos, organizados por la Dirección General de Atención a las Drogodependencias del Gobierno de Canarias. Fue Director del Aula de Formación para la Prevención de Drogodependencias de la Dirección General de Atención a las Drogodependencias del Gobierno de Canarias.

Ha sido director, guionista y presentador de diversos programas de radio sobre promoción de la salud emitidos en distintas emisoras de radio. Es autor de la adaptación radiofónica del Curso "La prevención de drogodependencias en el ámbito familiar."

Es autor de los libros: "La Radio como recurso didáctico en los programas de prevención", "El apasionante mundo de la radio", "Estrategias de Comunicación para organizaciones solidarias", "La radio, un medio cercano", "Cuidado de ancianos", "Los niños y el juego", "Cuidado de discapacitados" y "Saber comunicar".

www.ingramcontent.com/pod-product-compliance
Lightning Source LLC
Chambersburg PA
CBHW062137280526
45788CB00001B/201